全国中医药行业高等教育"十三五"创新教材

中药化学与天然药物化学实验指导

（供中药学、中药制药、药物制剂、制药工程、药学、中药栽培与鉴定等专业用）

主　编　杨武德　柴慧芳

中国中医药出版社
·北　京·

图书在版编目(CIP)数据

中药化学与天然药物化学实验指导/杨武德,柴慧芳主编.—北京:中国中医药出版社,2019.9(2025.1重印)

全国中医药行业高等教育"十三五"创新教材

ISBN 978-7-5132-5719-0

Ⅰ.①中… Ⅱ.①杨… ②柴… Ⅲ.①生药学-药物化学-化学实验-中医学院-教材 ②中药化学-化学实验-中医学院-教材 Ⅳ.①R284-33

中国版本图书馆 CIP 数据核字(2019)第 195390 号

中国中医药出版社出版

北京经济技术开发区科创十三街 31 号院二区 8 号楼
邮政编码 100176
传真 010-64405721
廊坊市祥丰印刷有限公司印刷
各地新华书店经销

开本 787×1092 1/16 印张 8.5 字数 188 千字
2019 年 9 月第 1 版 2025 年 1 月第 4 次印刷
书号 ISBN 978-7-5132-5719-0

定价 28.00 元
网址 www.cptcm.com

服 务 热 线 010-64405510
购 书 热 线 010-89535836
维 权 打 假 010-64405753

微信服务号 zgzyycbs
微商城网址 https://kdt.im/LIdUGr
官 方 微 博 http://e.weibo.com/cptcm
天猫旗舰店网址 https://zgzyycbs.tmall.com

全国中医药行业高等教育"十三五"创新教材

《中药化学与天然药物化学实验指导》编委会

主　编　杨武德　柴慧芳
副主编　刘育辰　罗国勇
编　委（按姓氏笔画排序）
　　　　龙　毅　危　英　吴继春
　　　　何　康　张水国　张丽丽
　　　　於　祥

主 编　　

副主编　　

编 委

编写说明

中药（天然药物）化学是药学、中药学及相关专业的重要专业课，实践性强，且对学生的动手能力和创新能力要求高。中药（天然药物）化学实验则是强化中药（天然药物）化学理论知识的利器，是理论联系实际的重要桥梁，对学生观察、分析、解决问题能力的培养和学生创新能力的提升，发挥着举足轻重的作用。

教材是体现教学内容和教学方法的重要知识载体。以往的中药（天然药物）化学实验教学存在着不少问题，如：内容简单陈旧，主要以验证性实验为主；教学手段单一，长期以老师讲授为主，学生按实验流程操作，缺乏对理论知识的应用和创新能力的培养等。为此，我们课程组结合多年的教改和科研成果，编写了这本实验教材，其中特别增加了"设计性实验流程与方案设计""苗药木姜子中挥发油的提取与鉴定"等内容，以便学生在掌握中药（天然药物）化学实验基本技能的基础上，使其观察、分析、解决问题能力以及创新能力得到进一步提升。

本教材分为两部分：第一部分介绍常用中药（天然药物）化学成分提取、分离和纯化的基本操作技术；第二部分收录了10个实验，内容涉及常见中药（天然药物）化学成分的提取、分离、纯化、鉴定等。书后附录包括常用有机溶剂的理化常数和精制方法、常用鉴定试剂的配置和应用、常见薄层层析板的规格、国产离子交换树脂和葡聚糖凝胶的型号和技术指标等内容。

本教材适用于中药学、中药制药、药物制剂、制药工程、药学、中药栽培与鉴定等专业的实验教学，也可供从事中药（天然药物）化学成分研究者参考。

本教材编写过程中得到了贵州中医药大学领导和各位编委的大力支持，也得到了兄弟院校相关专家的无私帮助，在此致以衷心的感谢！

由于编写时间紧迫，书中若存在不妥和错漏之处，恳请各院校在使用过程中及时提出宝贵意见，以便再版时修订提高。

《中药化学与天然药物化学实验指导》编委会
2019 年 5 月

目　录

第一部分　常用中药（天然药物）化学成分提取、分离、纯化基本操作技术 ▷▷▷▷

第一节　中药（天然药物）化学成分溶剂提取法操作技术

中药（天然药物）所含的成分十分复杂，既有有效成分，又有无效成分。有效成分的提取就是将目标成分从细胞内释放，经细胞膜扩散到溶剂中，并最大限度地提取出药材中的目标成分，最低限度地浸出无效甚至有害成分，且避免有效成分的分解流失，以提高药物的治疗效果，降低不良反应。有效成分一般含量甚微，且往往多种有效成分共存。化学成分的提取是中药（天然药物）化学研究的基础。

溶剂提取法是依据"相似相溶"的原理，根据中药（天然药物）中各种成分在溶剂中的溶解性质，选用对活性成分溶解度大，对无效成分或毒性成分溶解度小的溶剂，将有效成分从药材组织中溶解出来的方法。

溶剂选择依据：所需成分的溶解度大，对杂质溶解度小；沸点适中，易回收；低毒、安全。提取溶剂根据极性的不同，大体上可以分成三类，即水、亲水性及亲脂性溶剂。水为强极性溶剂，可溶解极性较大的成分，其优点为来源广、价廉、使用安全，缺点是提取物杂质较多、易霉变等；一般提取盐（无机盐、有机盐）、糖（单糖、多糖）、氨基酸、蛋白质、鞣质、苷类等成分时可选择水。亲水性溶剂包括甲醇、乙醇、丙酮等，这类溶剂兼有水和亲脂性溶剂的特点，所以溶解范围较广，毒性较小，但易燃；植物中大多数成分均可溶于醇，如许多苷、苷元、生物碱及其盐等。亲脂性溶剂为极性较小的溶剂，如三氯甲烷、苯、石油醚、乙醚等，此类溶剂溶解范围窄、选择性强、毒性大、价格昂贵、穿透组织的能力较弱，适于提取极性较小的脂溶性成分。

药材中化学成分在所选溶剂中的溶解度大小取决于其化学成分的结构，而化学成分在溶剂中的扩散速度则与温度、溶剂黏度、扩散面积及两相间的浓度差等有着密切的关系。药材的粉碎度，提取时的温度、压力、时间、溶剂性质及提取次数等，均对提取效率有着不同的影响。各类因素相互间的影响比较复杂，在提取过程中，应根据药材的特性、提取的目的及待提取成分的类型、特点等，优选提取条件，从而达到有效提取中药（天然药物）化学成分的目的。

一、浸渍法操作技术

浸渍法系将中药（天然药物）粉末或碎块装入适当的容器中，加入适宜的溶剂（如乙醇、稀醇或水），浸渍药材以溶出其中成分的方法，浸渍流程及方法见图1-1。本法比较简单易行，但浸出率较差，且如用水为溶剂，其提取液易于发霉变质，须注意加入适当的防腐剂。

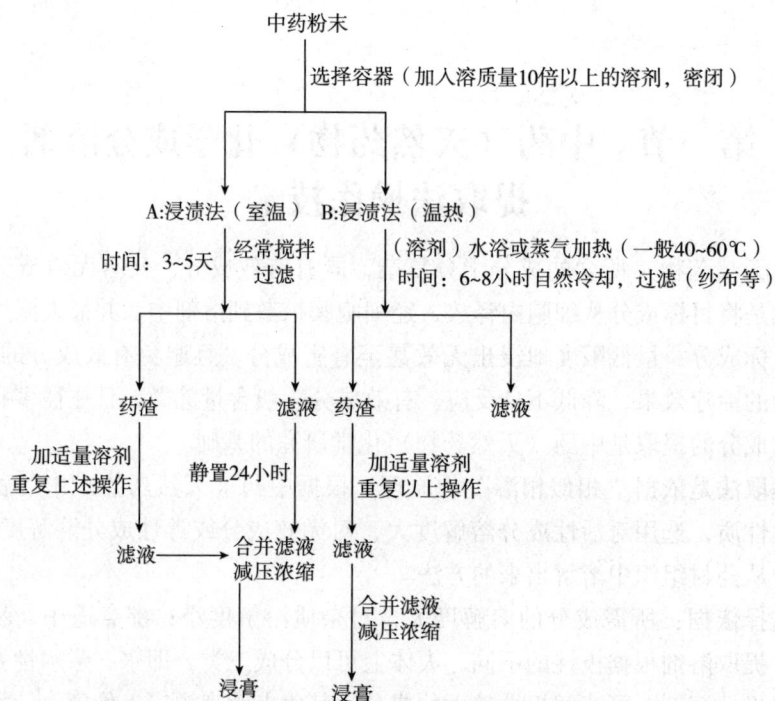

中药粉末

选择容器（加入溶质量10倍以上的溶剂，密闭）

A:浸渍法（室温）　　B:浸渍法（温热）

时间：3~5天　经常搅拌　　（溶剂）水浴或蒸气加热（一般40~60℃）
　　　　　　过滤　　　　时间：6~8小时自然冷却，过滤（纱布等）

药渣　　　滤液　　药渣　　　滤液

加适量溶剂　　　　　　　加适量溶剂
重复上述操作　静置24小时　重复以上操作

滤液　→　合并滤液　滤液
　　　　减压浓缩

　　　　　　　　　合并滤液
　　　　　　　　　减压浓缩

浸膏　　　　浸膏

图 1-1　浸渍提取流程图

二、渗漉法操作技术

渗漉法是将中药（天然药物）药粉末装在渗漉器中，不断添加新溶剂，使其渗透过药材，自上而下从渗漉器下部流出浸出液的一种浸出方法，渗漉提取流程见图1-2。当溶剂渗进药粉溶出成分比重加大而向下移动时，上层的溶液或稀浸液便置换其位置，形成良好的浓度差，使扩散能较好地进行，故浸出效果优于浸渍法。但应控制流速，在渗漉过程中随时补充新溶剂，至药材中有效成分充分浸出为止；或当渗漉液颜色极浅或渗漉液的体积相当于原药材重的 10 倍时，便可认为基本上已提取完全。在大量生产中常将收集的稀渗漉液作为另一批新原料的溶剂使用。

中药粉末

↓ 选择容器
（加60%～70%溶剂浸润，密闭24~48小时）

浸润药材粉末

↓ 药粉装筒：渗漉筒底部装假底并铺垫适宜滤材，将已润湿膨胀的药粉分次装入渗漉筒，应松紧适宜，均匀压平，上部用滤纸或纱布覆盖，并加少量重物，以防加溶剂时药粉浮起

↓ 加液渗漉：打开渗漉液出口接收漉液，漉液流出速度以1000g药材计算，通常每分钟1～3mL，渗漉过程中应不断补充溶剂，使溶剂始终浸没药粉

滤液

↓ 减压浓缩

浸膏

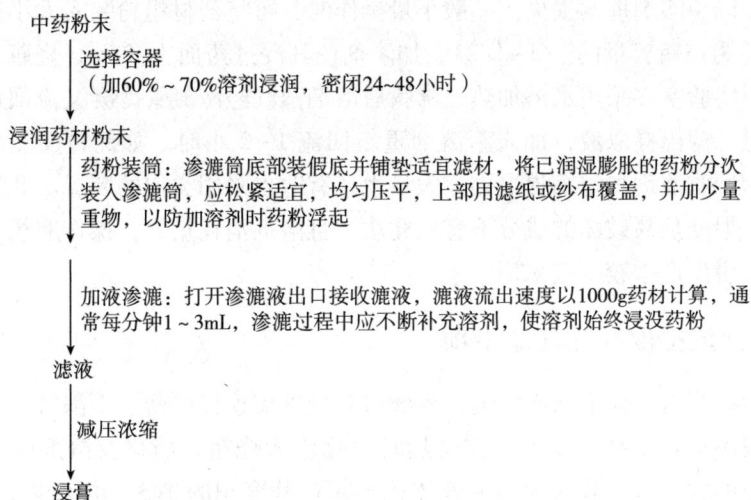

图1-2 渗漉提取流程图

三、煎煮法操作技术

煎煮法是我国最早使用的传统的浸出方法，所用容器一般为陶器、砂罐或铜制、搪瓷器皿，不宜用铁锅，以免药液变色。直火加热时最好时常搅拌，以免局部药材受热太高，容易焦糊。有蒸汽加热设备的药厂，多采用大反应锅、大铜锅、大木桶，或水泥砌的池子中通入蒸汽加热。还可将数个煎煮器通过管道互相连接，进行连续煎浸。

四、回流提取法操作技术

回流提取法指采用回流提取装置对药材有效成分进行加热提取的一种常用方法。该法提取效率高，但是由于提取液受热时间较长，故只适用于对热稳定的药材成分的提取。且溶剂消耗量仍然较大，操作较麻烦。

（一）回流提取基本原理

用乙醇等易挥发性有机溶剂提取原料成分，将浸出液加热蒸馏，其中挥发性溶剂馏出后又被冷却，重复流回浸出容器中浸提原料，这样循环往复的气化-液化过程称为回流；这样周而复始，直至有效成分回流提取完全。常用回流装置由热源、烧瓶和回流冷凝管组成。

（二）回流提取法操作步骤

提取前，要对实验材料进行预处理。将其粉碎成粗粉，以增加药材的表面积，提高提取效率。但粉碎不宜过细，因为过细会使药材表面积太大，表面吸附作用也随着增加，反而影响溶剂扩散速度，也会影响药材与提取液的分离；同时，杂质的提出率也随之增高。因此，一般以能通过二号筛的粒度为宜。应用有机溶剂加热提取时，需采用回

流加热装置，以免溶剂挥发损失。一般小量操作时，可将药材粗粉装入大小适宜的烧瓶中（药材的量为烧瓶容量的 1/3~1/2），加溶剂使其浸过药面 1~2cm，烧瓶上接冷凝管和通水胶管，实验室多采用水浴加热，沸腾后溶剂蒸气经冷凝管冷凝又流回烧瓶中，如此回流 1 小时，滤出提取液，加入新溶剂重新回流 1~2 小时。如此再反复两次，合并提取液，蒸馏回收溶剂得浓缩提取物。大量生产有时也采用类似的装置。此法提取效率较冷渗法高，但受热易破坏的成分不宜用此法，且溶剂消耗量大，操作麻烦。由于操作的局限性，大量生产中较少被采用。

（三） 回流提取操作注意事项

回流装置应当自下而上依次安装，各磨口对接处应连接严密、不漏气、不受侧向作用力，但一般不涂凡士林，以免其在受热时熔化流入烧瓶。药材及溶剂应事先加入瓶中，所选烧瓶的大小应使装入的回流液体积不超过其容积的 2/3，也不少于 1/3。开启冷却水，即可开始加热。回流结束，先移去热源，待冷凝管中不再有冷凝液滴下时关闭冷却水，拆除装置。使用常压过滤或减压过滤装置，滤出提取液。

回流时，为了使挥发性物质能充分冷凝下来，切勿沸腾过为剧烈，应控制蒸气的上升高度不超过冷凝管有效长度的 1/3。

（四） 回流提取的工艺特点

本质上，回流法是一种热浸法，但因为溶剂的循环使用，回流法较渗漉法的溶媒用量少，浸提较完全。由于回流提取需要连续加热，浸出受热时间较长，故不适用于热敏感性有效成分的浸出。

五、连续回流提取法操作技术

连续回流提取法也叫索氏提取法，是提取药材有效成分的常用提取方法。选用合适的提取溶剂，如甲醇、乙醇，可用于提取药材化学成分。由于中药（天然药物）化学成分研究中，提取分离所需要的药材及溶剂用量比较大，受索氏提取器容量的限制，因此在中药（天然药物）的提取中较少采用；实际工作中，常用于提取中药（天然药物）或浸膏的小极性有效成分，也用于中药（天然药物）或浸膏除去小极性色素、脂类成分的操作。由于提取效率高，还常用于药材质量分析评价的批量提取。

实验室常用的索氏提取器型号有 25mL、50mL、100mL、250mL、500mL、1000mL 索氏提取器，可根据提取分离方式选用不同型号。

（一） 连续回流提取法的基本原理

液-固萃取是利用溶剂对固体混合物中所需成分的溶解度大、对杂质的溶解度小来达到提取分离的目的。一种方法是把固体物质放于溶剂中长期浸泡而达到萃取的目的，但是这种方法时间长，消耗溶剂，萃取效率也不高。另一种是采用索氏提取器的方法。

索氏提取器又称脂肪抽取器，由提取瓶、提取管、冷凝器三部分组成（图1-3），提取管两侧分别有虹吸管和连接管，各部分连接处要严密不能漏气。它是利用溶剂的回流和虹吸原理，对固体混合物或药材中所需成分进行连续提取；当提取筒中回流下的溶剂的液面超过索氏提取器的虹吸管时，提取筒中的溶剂流回圆底烧瓶内，即发生虹吸，达到提取目的。提取时，将待测样品包在脱脂滤纸包内，放入提取管内。提取瓶内加入石油醚等沸点低的溶剂，加热提取瓶，石油醚气化，由连接管上升进入冷凝器，凝成液体滴入提取管内，浸提样品中的脂类物质（或化学成分）。待提取管内石油醚等沸点低的溶剂液面达到一定高度，溶有粗脂肪（或化学成分）的石油醚等沸点低的溶剂经虹吸管流入提取瓶。流入提取瓶内的石油醚等沸点低的溶

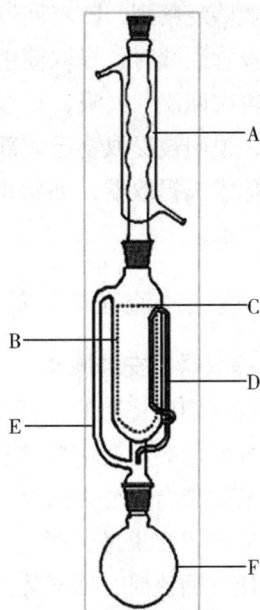

图1-3 索氏提取器

A. 冷凝管；B. 脂肪提取器；C. 滤纸筒；
D. 虹吸管；E. 蒸气管；F. 提取瓶（圆底烧瓶）

剂继续被加热气化、上升、冷凝，再次回流开始，每次虹吸前，固体物质或药材都能被纯的热溶剂所萃取，溶剂反复利用，缩短了提取时间，所以提取效率较高，如此循环往复，直到抽提完全为止。

（二）连续回流提取法的操作步骤

提取前先将固体物质研碎，以增加固液接触的面积。然后，将固体物质放在滤纸包内，置于提取器中，提取器的下端与盛有浸出溶剂的圆底烧瓶相连，上面接回流冷凝管。加热圆底烧瓶，使溶剂沸腾，蒸气通过连接管上升，进入到冷凝管中，被冷凝后滴入提取器中，溶剂和固体接触进行萃取，当提取器中溶剂液面达到虹吸管的最高处时，含有萃取物的溶剂虹吸回到烧瓶，因而提取出一部分物质。然后圆底烧瓶中的浸出溶剂继续蒸发、冷凝、浸出、回流，如此重复，使固体物质不断为纯的浸出溶剂所提取，将提取出的物质富集在烧瓶中。液-固萃取是利用溶剂对固体混合物中所需成分的溶解度大，对杂质的溶解度小来达到提取分离的目的。

例如：用滤纸制作圆柱状滤纸筒，称取约10g药材，用研钵或粉碎机制成粉末，按要求过筛，装入滤纸筒中，将开口端折叠封住，放入提取筒中。将150mL圆底烧瓶安装于电热套（或水浴）上，放入2粒沸石，安装好索氏提取装置，从仪器上部的回流冷凝管中加入够两次虹吸量的95%乙醇（或其他溶剂），当流入索氏提取器中的液体量超过虹吸管的高度时，液体会沿着虹吸管全部被虹吸至下边的烧瓶中，完成一次虹吸。打开电源，加热回流2小时。

实验时能够观察到，随着回流的进行，当提取筒中回流的乙醇液的液面稍高于索氏提取器的虹吸管顶端时，提取筒中的乙醇液（或其他溶剂）发生虹吸并全部流回到烧瓶内。然后再次回流，虹吸，记录虹吸次数。虹吸 5~6 次后，当提取筒中提取液颜色变得很浅时，说明被提取物已大部分被提取，停止加热，移去电热套（或水浴），冷却提取液。拆除索氏提取器，如提取筒中仍有少量提取液，倾斜使其全部流到圆底烧瓶中，即完成提取。

（三） 连续回流提取法的操作规范

1. 索氏提取器的安装操作

（1）先确定圆底烧瓶的位置。

（2）搭建实验装置时应按照从下向上、从左到右原则，逐个装配。

（3）观察铁架台重心，铁夹、十字夹正确使用。

（4）实验装置要求做到严密、正确、整齐、稳妥。磨口连接处呈一直线。

（5）常压下回流时，回流体系必须与大气相通。

（6）用后应及时拆卸洗净，否则若放置过久，磨口连接处易粘牢而难以拆开。

（7）拆卸时，则按从右到左、从上到下的原则，逐个拆除。

2. 索氏提取器使用的注意事项

（1）搭铁架台装置的时候，一定要让索氏提取器垂直，否则可能不能实现虹吸。

（2）使用时要特别小心，虹吸部分的毛细管特别容易破碎。

（3）加溶剂时（最多 3/4 溶剂）一定要加到能够虹吸一次以上方可达到提取的效果。

（4）用滤纸包药材末时要严实，防止药材末漏出堵塞虹吸管；滤纸包大小要合适，既能紧贴套管内壁，又能方便取放，且其高度不能超出虹吸管高度否则将会影响虹吸。

（5）因提取溶剂为易燃物，热源一般选择水浴。

（6）开始加热的时候应该有专人负责在旁边观察虹吸情况，观察项目包括：冷却循环水是否稳定、是否虹吸、每分钟大概多少滴或多长时间虹吸一次、加热设备是否稳定、样品是否"漂浮"等，尤其注意安全问题。

（7）当提取筒中提取液颜色变得很浅时，说明被提取物已大部分被提取，停止加热，提取完成。

（四） 连续回流提取法的优点

1. 选择性好

索氏提取的选择性主要取决于目标物质和溶剂性质的相似性，提取剂可用二硫化碳、苯、甲醇等。通常的做法是将提取剂按照极性不同的顺序进行多级提取，从而提高产品的提取纯度，将不同类的物质分别提取出来。

2. 能耗低

由于索氏提取是直接对提取剂进行加热，且选用的提取剂一般沸点都较低，从根本上保证了能量的快速传导和充分利用。而且提取剂是在索氏提取器中循环利用的，这既减少了溶剂用量，又缩短了操作时间，大大降低了能耗。

3. 设备简单、操作简便

不同的分离方法有不同的操作方法，对应的实验设备也各有不同。索氏提取的设备简单、操作简便，且其造价低、体积小，适于实验室应用。

第二节　减压蒸馏（旋转蒸发仪）

减压蒸馏是中药（天然药物）提取、分离常见的基本操作，分离流分至单体化合物时也常采用减压蒸馏；由于减压蒸馏过程使蒸馏体系的压力减小，物质的沸点也相应减小，有效控制了提取、分离中药（天然药物）有效成分因热而发生的化学反应。此外，减压蒸馏可以快速减少并有效回收提取或分离的溶剂。要达到上述目的，旋转蒸发仪是实验室进行减压蒸馏最广泛的一种仪器，主要适用于大量溶剂的快速蒸发、微量组分的浓缩和结晶、干燥等过程。

其工作原理是在减压条件下，蒸发瓶在恒温水浴锅中旋转，溶液在瓶壁上形成薄膜，增大了溶剂的蒸发面积，溶剂蒸气在高效冷却器作用下冷凝为液体回流到收集瓶中，达到迅速蒸发溶剂的目的。

旋转蒸发器与普通减压蒸馏最大的不同就是通过旋转增大溶剂的蒸发面积，使蒸发更加顺畅，并可以通过减压补充待蒸发的液体，而不需要停止蒸馏操作。

使用旋转蒸发器浓缩中药提取液，可有效避免成分的分解破坏，提高浓缩效率。

一、旋转蒸发仪操作步骤

1. 抽真空

打开真空泵后，发现真空度上不去，应检查各瓶口是否密封好，真空泵自身是否漏气，主轴与密封圈之间是否密封完好。

2. 加料

利用系统真空负压，料液可在料口上用软管吸入旋转瓶，料液不要超过旋转瓶的一半。当进行少量或微量组分浓缩时，也可在常压下将旋转瓶取下，直接向其中加入料液，同样料液不要超过旋转瓶的一半。本仪器可连续加料，加料时需注意：停止旋转方可加料。

3. 加热

本仪器配用专门设计的水浴锅，必须先加水后通电，温度可根据需要进行设定，但范围为 0~99℃。但由于热惯性的存在，实际水温要比设定温度上浮 2℃ 左右，使用时可随时调整设定值。使用完毕须及时关闭电源并拔去电源插头。

（1）旋转　接通冷凝水，打开电控箱开关，调节旋钮至最佳蒸发转速。注意避免转速过大使水浴锅中的水波振动溢出。

（2）回收溶媒　浓缩完毕后，先打开加料开关放气，然后关掉真空泵，取出收集瓶中的溶媒。

4. 操作注意事项

（1）所用磨口安装前均涂一层真空脂。

（2）玻璃零件安装时要轻拿轻放。

（3）水浴锅需先加水后插电源，禁止无水干烧。

（4）在最初的加热蒸发时，应经常关注，以免加热过快引起突沸。

（5）工作结束时，一定要将蒸馏烧瓶提升上来，冷却后方能将系统放空，然后将烧瓶拆下，及时关闭电热、电机开关，拔下电源插头。

（6）遇到紧急情况需撤离时，必须终止正在进行的工作，关闭电源。

二、小型旋转蒸发仪基本操作流程

1. 打开旋转蒸发仪电源开关，调节水浴锅温度（不许无水干烧）。

2. 打开冷凝水开关，调节适宜流速。

3. 在旋蒸瓶中装入需要浓缩的样品，装量不得超过旋蒸瓶一半。

4. 连接旋蒸瓶，装上旋蒸瓶后不要立即松手，待瓶内达到一定的负压后再松手，以免旋蒸瓶掉入水浴锅污染样品；调整旋蒸瓶高度（浓缩过程可以随时调整），使旋蒸瓶内样品液面与水浴锅液面相平，避免旋转轴因承受过大的力而折断。

5. 关闭放气旋钮，打开真空泵电源开关，当真空度大于或等于 0.04MPa 时，松手，打开旋转按钮，调整转速。

6. 仪器运转时，人员不得离开，随时观察样品状态，如有爆沸，轻轻旋放气旋钮再立即关闭。

7. 旋蒸结束后，先关闭旋转旋钮，右手固定旋转瓶再打开放气旋钮，待放气完全，关闭真空泵电源，升高旋转瓶，缓慢取下旋转瓶。

8. 旋蒸出的溶剂倒入相应溶剂的空瓶中并标记回收。

9. 关闭水浴锅及旋转蒸发仪电源，关闭冷凝水。

三、中型旋转蒸发仪操作流程

1. 打开旋转蒸发仪电源开关，调节水浴锅温度（不许无水干烧）。

2. 打开冷凝水开关，调节适宜流速。

3. 在旋转瓶中装入需要浓缩的样品，装量不得超过旋转瓶一半。

4. 连接旋转瓶（由于中型旋转蒸发仪旋转瓶较大此过程需要两个人进行），先将螺丝刀插入接口槽孔固定，一人托住旋转瓶，另一人将旋转瓶口对准接口拧紧，调整水浴锅高度（浓缩过程可以随时调整），使旋转瓶内样品液面与水浴锅液面相平，避免旋转轴因承受过大的力而折断。

5. 关闭放气旋钮，打开真空泵电源开关，打开旋转按钮，调整转速。

6. 仪器运转时，人员不得离开，随时观察样品状态，如有爆沸，轻轻旋放气旋钮再立即关闭。

7. 旋蒸结束后，先关闭旋转旋钮，再打开放气旋钮，待放气完全，关闭真空泵电源，降低水浴锅高度，将螺丝刀插入接口槽孔固定后，旋转接口把手，缓慢取下旋转瓶。

8. 旋蒸出的溶剂倒入相应溶剂的空瓶中并标记回收。

9. 关闭水浴锅及旋转蒸发仪电源，关闭冷凝水。

第三节 薄层层析操作技术

一、概述

薄层色谱技术又称为薄层层析法（TLC），是 20 世纪 50 年代从经典柱色谱法及纸色谱法的基础上发展起来的一种平面色谱技术；至 20 世纪 60 年代后，人们对薄层色谱法在使用器材的规格、操作方法及术语使用的标准化等方面进行了大量的工作，使该方法日趋成熟和完善，广泛地应用于中药及其制剂中各类化学物质的定性与定量分析。近 20 年来，人们对薄层色谱法在缩短分离时间、提高分离效率、提高检测灵敏度、保证定量精度及扩大应用范围等方面不断进行研究，取得很大进展。近几年发展起来的现代薄层色谱借助于高科技与计算机技术，已发展到仪器化、自动化、计算机化和与其他色谱技术联机化的阶段，可以说是目前众多色谱技术中应用最广、发展最快的一种分离技术。

（一）薄层色谱系统的组成部分

薄层色谱系统的主要组成部分包括：①固定相：可以是一种固体、凝胶或固定化的液体，或起支撑作用的基质。②色谱板：涂布有薄薄一层固定相的玻璃板或塑料板。③流动相：又称展开剂，是起溶剂作用的液体，用于协助样品在固定相表面以不同速度进行迁移。④运送系统：是用来促使流动相通过的色谱床。薄层色谱的展开过程是借助毛细作用等。⑤检测系统：用于检测所分离的物质。

（二）薄层色谱技术的特点

1. 色谱系统所用器材简单，价格低廉，操作技术易学，容易在一般实验室推广。

2. 不受样品种类的限制，适用范围较广。不仅可用于复杂成分的分离，还可用于未知成分的分离和检测，并且检测可用的手段选择性多，较为方便。

3. 具有多路柱效应，可同时进行多个样品的分离，且灵敏度高、检测速度快。

4. 样品前处理比较简单，精度要求不高，还可直接用样品的粗提物点样。实验时溶剂用量少，更换容易，实验成本较低。

5. 在获得典型色谱图后，既可以直接扫描进行测定，也可通过彩色摄影制成彩色图谱或利用计算机图像处理系统进行处理后作为规范文件永久保存。

（三）薄层色谱法在中药（天然药物）方面的应用

众所周知单味中药（天然药物）除有效成分外，还含有大量的其他成分；由多味中药（天然药物）制成的药物或中成药，其成分更为复杂。要在大量杂质存在的情况下，检出微量的一种或多种有效成分，其难度之大是可以想象的。过去只能测定某种药材中生物碱、黄酮、皂苷等成分的总含量，自从薄层色谱被采用以来，几乎成了分析中药及其制剂的首选方法。在这方面我国药物分析工作者做了大量的工作，主要表现在中药（天然药物）药材品种的真伪鉴别、药物及其制剂的质量标准的研究、药物资源调查和品质评价以及药物的安全性检测等方面。例如，国家标准要求制定的中药注射剂指纹图谱中就包括有组成处方的中药材、有效部位或中间体、注射剂的指纹图谱等内容。其中有些中药的指纹图谱就是利用薄层色谱法制定的。

（四） 薄层色谱法在西药方面的应用

被鉴别化合物的 R_f 值、斑点的颜色及原位光谱扫描等可作为药物的鉴别方法之一，因为方法简便易行，故应用非常广泛，也常被各国药典采用。我国也不例外，同样也充分利用薄层色谱技术进行了多方面的研究和应用。比如药物成分的鉴定及含量测定、合成工艺监控及反应机制的研究、稳定性考察、药物代谢研究、生化与抗生素研究等。薄层色谱已成为药学研究中不可缺少的技术之一。

（五） 薄层色谱法在其他方面的应用

薄层色谱法在生物样品与毒物分析、对环境有害物质的分析、食品分析、无机及金属有机化合物分析、染料及化妆品的分析、石油和煤的分析、手性化合物的分离、化工及高分子材料分析等方面的应用都获得了成功，可以说薄层色谱技术渗透到日常生活的方方面面。

二、薄层色谱法主要类型和原理

薄层色谱常用的固定相有硅胶类、硅藻土类、氧化铝类、微晶纤维素类等。按分离效能，可分为经典薄层色谱法、高效薄层色谱法；按固定相性质及其分离机制，分为吸附薄层色谱法、分配薄层色谱法、分子排阻薄层色谱法、离子交换薄层色谱法、胶束薄层色谱法。

薄层色谱分离一般是由几种分离机理综合的结果，最多的是吸附和分配，也有离子交换或凝胶渗透。鉴于在薄层色谱的过程中，固定相和流动相的特性因分离原理的不同而差别较大，因此，为了方便叙述，现将应用较多的吸附和分配薄层色谱的基本原理以及相关固定相和流动相的技术要求简要介绍如下：

（一） 吸附薄层色谱

固定相为吸附剂（常用硅胶、氧化铝、聚酰胺）的薄层色谱法称为吸附薄层色谱法。利用被分离组分对固定相表面吸附中心吸附能力的差别，即吸附系数的差别而实现分离。

1. 吸附薄层色谱基本原理

吸附性薄层色谱法是将吸附剂在光洁的表面，如玻璃、金属或塑料等表面上均匀地铺成薄层，而后在上面点上样品，以流动相展开，这样组分不断地被吸附剂吸附，又被流动相溶解，解吸而向前移动。由于吸附剂对不同组分有不同的吸附能力，流动相也有不同的解吸能力，与吸附剂结合较紧密的组分较难被展开剂解吸，而与吸附剂结合较松散的组分则较容易被展开剂解吸。当展开剂不断展开，组分在吸附剂和展开剂之间发生连续不断的吸附、解吸、再吸附、再解吸过程，从而产生差速迁移而得到分离。因此在流动相向前流动的过程中，不同组分移动距离不同，原有的混合物就可以得到分离。分离度一般用比移值 R_f 值来表示，其数值可以通过被分离组分斑点中心离原点的距离与展开剂前沿离原点的距离之比计算出来。

例如，当固定相为硅胶时，硅胶表面的硅醇基（呈弱酸性）可与极性基团形成氢键而表现其吸附性能，由于不同组分的极性基团与硅醇基形成氢键的能力不同，从而实现分离。极性越强的组分 K 值（分配系数）大，移动速度慢，R_f 值就小；反之，极性较弱的组分 K 值小，移动速度快，则 R_f 值就大。若组分固定，则展开剂极性越强，K 值越小，即极性越强的展开剂的洗脱能力越强，推进组分向前移动的速度越快。

2. 吸附薄层色谱中对固定相的要求

吸附色谱的固定相常称为吸附剂。目前最常用的吸附剂是硅胶和氧化铝，其次是聚酰胺、硅酸镁等，还有一些物质如氧化钙（镁）、氢氧化钙（镁）、硫酸钙（镁）、磷酸钙（镁）、淀粉、蔗糖等，但因碱性太大或吸附性太弱，致使用途有限；而活性炭的吸附性太强，本身又是黑色，故很少用于色谱分离。具体要求如下：

（1）具有大的表面积和足够的吸附能力。

（2）对不同的组分有不同的吸附带，因而能较好地分离不同的化学成分。

（3）在所用的溶剂和展开剂中不溶解。

（4）不破坏或分解供试品中各组分，不与供试品中溶剂和展开剂起化学反应。

（5）颗粒大小均匀，一般要求直径小于 $70\mu m$（小于 250 目）。

（6）具有可逆的吸附性，既能吸附样品组分，又易于解吸附。

（7）为便于观察分离结果，最好是白色固体。

3. 吸附薄层色谱对流动相的要求

流动相的选择必须根据被分离物质与所选用的吸附剂性质这两者结合起来考虑。在用极性吸附剂进行色谱分离时，当被分离物质为弱极性物质时，一般选用弱极性溶剂为展开剂；被分离物质为强极性成分时，则需选用极性溶剂为流动相。如果对某一极性物质使用吸附性较弱的吸附剂（如以硅藻土代替硅胶），则流动相的极性亦必须相应降低。

（二）分配薄层色谱

分配薄层色谱法是以液体为固定相的薄层色谱法。利用试样中各组分在固定相或流动相中的溶解度差别，即在两相间的分配系数的不同，在薄层板上进行无数次的分配。

1. 分配薄层色谱法的基本原理

分配薄层色谱法是利用混合物的各个组分在两相溶剂中的分配系数不同而达到分离

的一种色谱方法。但需将两相溶剂中的一相设法固定在某一固体物质上。这样的固体物质，如硅藻土、纤维素等，常称为载体。被载体吸收的溶剂，称为固定相。第二相缓慢地在固定相表面上流动，被称为流动相。然而，这两相必须是平衡以后相互饱和，否则将会在色谱分离过程中出现所用溶剂系统的浓度变化。在色谱过程中，当展开剂流经原点时，被测混合物中的不同物质即在两相之间进行分配，每展开一点距离，被分离物质都接连不断地重复地进行着分配。溶质在固定相中的物质的量浓度与其在流动相中的物质的量浓度之比常称为分配系数。分配系数小的物质，即在流动相中溶解得多的物质，随流动相移动的距离就较大，R_f值大；反之，分配系数大的物质，移动的距离较小，R_f值小。所以在薄层板上产生差速迁移，经过一定距离展开后，分配系数不同的物质逐渐拉开距离，进而达到分离的目的。一般常用于极性大的成分，如糖、氨基酸、羧酸类、酚类等。

在分配色谱法中的两相系统内，如一相含有机溶剂较多，而另一相含水较多。水相通常固定在固体亲水性载体上，例如硅胶、硅藻土、淀粉、亲水性凝胶、粉状纤维素、滤纸等。有机相通常是流动相，这种方法称为正向色谱法。如果以疏水性材料的载体用有机相浸渍饱和，而水相是流动相的话，那么这种方法就称之反向色谱法。在一些特殊的情况下，用这种方法以获得更好的分离效果。

2. 分配薄层色谱对固定相的要求

分配色谱的固定相常被称为载体，最常用的载体有纤维素和硅藻土等。作为分配色谱的载体需要具备以下条件：

（1）应为中性多孔粉末，对样品组分无吸附性或吸附性极弱。在色谱过程中不溶于展开剂系统中，与展开剂和样品组分不起化学反应。

（2）能吸住一定量的固定相，对固定液是惰性的，并不改变其组成，而流动相又能自由通过。

（3）表面积大，吸住的固定相应尽量多，最好能达到载体重量的50%以上。如硅藻土作为分配色谱的载体效果很好，因为硅藻土可吸收其重量的100%的水，而几乎无吸附性能，它们主要应用于分离蛋白质、核酸、酶、糖等物质，在生化方面应用较多。

3. 分配薄层色谱对流动相的要求

构成分配色谱的溶剂系统种类繁多，一般针对被分离化合物的性质进行选择，大多数是采用复合的溶剂系统，可通过调节溶剂系统的性质，使之与被分离的化合物性质相适应。例如，一个强极性溶剂 A 与一个弱极性溶剂 B 混合，通过改变其组成比例，可得到一系列中极性强度的流动相系统。

三、薄层色谱法的操作技术

薄层色谱法的技术虽然经历了50余年的不断修改和更新，但无论是经典的薄层色谱还是现代化的仪器化薄层色谱，其操作程序和操作步骤都几乎是相同的，都是将适当粒度的吸附剂（载体）均匀涂布在玻璃板，或其他支持物成一薄层，然后用毛细管或适当的点样器将样品液滴加在薄层的起始线上，待样点上的溶剂挥散后，置于密闭的色谱缸中，用一定的溶剂展开，当溶剂前沿到达离另一端 1~2cm 处，取出，干燥，显色。样品中的混合物被分离形成各自独立的斑点，测量起始线至各斑点中心的距离，计算各斑点的比移值。总结起来，薄层色谱的操作程序一般应是：①薄层板的选择和制备方法（吸附剂的选择）；②供试品的制备（样品的前处理和配制）；③展开剂的选择和配制；④点样；⑤展开；⑥显色或定位；⑦检测（定性和定量）；⑧记录。

值得注意的是，薄层色谱的操作过程是开放型的，每一步骤的操作并不是连续的，所以，每一个操作都直接影响着薄层色谱最终的质量和效果。因此，必须严格掌握每一个环节中操作的要点，否则既浪费时间又浪费材料，更重要的是无法得到可靠的结果。

（一）吸附剂的选择

在实际工作中，吸附剂和载体等的选择，首先决定于样品成分的性质，即样品的溶解度（水溶或脂溶）、酸碱性（酸性、中性或碱性）、极性（分子所含极性基团的种类和数目），以及是否与吸附剂起化学反应等；其次要考虑吸附剂或载体是否容易得到及其价格等。现分别介绍如下：

1. 样品的溶解度

实践证明，无论是水溶性的糖、氨基酸还是脂溶性的脂肪油、挥发油、生物碱、甾类化合物，都可吸附薄层上分离，所以任何类型的化合物都可首先考虑使用硅胶或氧化铝薄层，如果水溶性的化合物在吸附薄层上分离不好，可试用纤维素或硅藻土分配薄层；如果脂溶性化合物的分离在吸附薄层上不成点，则可试用反相分配薄层。

2. 样品的酸碱性

硅胶略带酸性，适用于酸性和中性物质的分离；碱性物质则与硅胶有相互作用，展开时易吸附于原点不动或得到拖尾的斑点使分离不好。反之，氧化铝一般呈碱性，适用于碱性和中性物质的分离，酸性物质用氧化铝作吸附剂往往分离不好。也有把硅胶与氧化铝按 1:1 的量掺和应用，以得到中性的吸附剂，或在制备薄层时加入稀碱稀酸溶液使其变性；或用酸性或碱性展开剂展开，以改变硅胶和氧化铝原来的性能。

3. 样品的极性

组分的极性决定于其分子中所带官能团的极性和分子结构，物质的极性愈大，则被硅胶和氧化铝吸附得愈牢。各类化合物极性大小次序大致如下：

饱和烃<不饱和烃<醚<酯<醛<酮<胺<羟基化合物<酸和碱

由此可见，含双键、三键的烃比饱和烃易于吸附，含羟基、羧基的化合物比烃、醚易于吸附。有些化合物在硅胶或氧化铝薄层上吸附太牢就不能得到分离，例如黄酮类（含多个酚羟基）有时不宜用硅胶和氧化铝，以用聚酰胺分离较为合适，又如强心苷用硅胶和氧化铝吸附薄层多不成功，可换用吸附性弱的硅酸镁或改用分配色谱法。

如果硅胶和氧化铝的吸附性太强，也可在其中掺入不同比例的硅藻土或其他低吸附性的物质以降低其吸附性，以适合某类化合物分离的需要。

4. 吸附剂对样品的作用

由于氧化铝是用明矾和氢氧化钠或碳酸钠制成，所以常残留一些碱性物质而略带碱性。文献上常有报道碱性氧化铝作吸附剂，有时对被吸附的物质会产生不良的副作用，例如引起醛、酮的缩合，酯和内酯的水解，醇羟基的脱水，乙酰糖的去乙酰化，黄酮类化合物的络合，维生素 A 和维生素 K 的破坏，鱼藤酮（Rotenone）类杀虫药的分解等，因此有时需要把碱性氧化铝处理成中性或酸性氧化铝后应用。硅胶对样品的副反应比较少，但据报道硅胶引起的副反应有萜类烃、甘油酯在硅胶薄层上的异构化，含邻位羟基黄酮化合物的氧化，以及甾醇在含卤素的溶剂存在下在硅胶上的异构化等，所以在选择吸附剂时要结合以上因素进行考虑。

（二） 薄层板的制备方法

制备薄层色谱板可在实验室内进行，也可购买商品的预制薄板。实验室内制薄层板，常采用玻璃板，其尺寸多为 20cm×20cm、10cm×20cm 和 5cm×20cm，厚度为 1.3～4cm。有的实验室也使用作为显微镜载玻片的 25mm×75mm 玻璃板。用于制备薄层的板一般较大，常为 20cm×20cm 和 20cm×10cm。为了有效地利用这些板，它们的表面必须保持清洁。为此，必须彻底清除以前所用的薄层及检测试剂，还要脱脂，并要仔细保管板的边缘部分，以免损坏。

1. 手工制板

手工制板一般分为不含黏合剂的软板和含黏合剂的硬板两种。前者是将吸附剂或载体直接于玻璃板上用干法涂成均匀的薄层即可使用，但软板疏松，操作很不方便，目前很少使用。制备含黏合剂的硬板，必须先要选择合适的玻璃板，除另有规定外，一般为 5cm×20cm、10cm×20cm 或 20cm×20cm 的 2mm 厚的玻璃板，要求板面平整，洗净后排列在薄层板放置架上备用。然后制备固定相的匀浆，即在吸附剂或载体中加入一定量的黏合剂（如煅石膏或羧甲基纤维素钠 CMC-Na 等），加水调成糊状，用手工或简易手工涂布器将已调制好的固定相匀浆均匀地涂布在玻璃板上，置水平台面上，在空气中自然晾干，然后进行活化处理，放入干燥器中备用。薄层厚度一般在 0.2～0.3mm 之间。

2. 预制板

当前国内外的预制薄层板品种和规格很多，其产品的供应量也相当充足。如果实验需要，完全可以直接在市场上购买到成品，但价格相对较贵，因此手工制板在我国实验室中使用仍较为普遍。例如《中国药典》中规定所采用的薄层板均为手工制板。

由于某些特制的薄层色谱板在制备中需要应用缓冲剂、特殊试剂或添加其他黏合剂或混合吸附剂等，其制备的方法也有所不同。因此，为了保证实验质量，必要时仍需要购置此类薄层色谱板，如荧光薄层板、酸碱薄层板和 pH 缓冲薄层板混合吸附剂板、络合薄层板等。

3. 薄层板的活化及活度标定

（1）薄层板的活化　预制板或不是利用吸附作用进行分离的手工制薄层板不需要活化。手工制的硅胶或氧化铝薄层板，涂布后在水平放置晾干，通常必须活化，有时也可直接使用。活化的温度及时间可根据活度要求变化。

薄层活度的大小受大气相对湿度的影响。因为吸附剂表面能可逆地吸收水分。如果大气湿度过大，薄层活度过低，影响分离效果时，则必须将室温晾干的薄层板在点样前根据活度要求在一定温度下活化。一般晾干后的薄层在 105~120℃ 干燥 0.5~1 小时即可达到常规要求的 Ⅱ~Ⅲ 级活度，但是活化后的薄层板在点样过程中在短短的几分钟内就可与环境中的相对湿度达到平衡，因此能在恒温恒湿的条件下进行吸附薄层分离是最理想的。但应注意薄层活度并非越大越好。

（2）活度的标定

①氧化铝薄层活度标定法－Hermanek 法：

染料溶液的配制：称取偶氮苯 30mg 及对甲氧基偶氮苯、苏丹黄、苏丹红（苏丹Ⅲ）和对氨基偶氮苯各 20mg，溶于 50mL 四氯化碳中，摇匀备用。

标定方法：吸取 20μL 染料溶液，点于待测活度的氧化铝薄层板上，用四氯化碳展开，测量上述五种染料的 R_f 值，由表 1-1 确定氧化铝薄层的活度级别。

表 1-1　氧化铝的活度级别

染料	活度级别（R_f值）			
	Ⅱ	Ⅲ	Ⅳ	Ⅴ
偶氮苯	0.59	0.74	0.85	0.95
对甲基偶氮苯	0.16	0.49	0.69	0.89
苏丹黄	0.01	0.25	0.57	0.78
苏丹红	0.00	0.10	0.33	0.56
对氨基偶氮苯	0.00	0.03	0.08	0.19

②硅胶薄层活度标定法－Stahl 法：

染料溶液的配制：称取对二甲氨基偶氮苯、靛酚蓝、苏丹红（苏丹Ⅲ）各 20mg，溶于 1mL 氯仿中，摇匀备用。

标定方法：吸取上述染料溶液，点在待测活度的硅胶薄层上，用正己烷-醋酸乙酯（9∶1）展开，三种染料能分开，且对二甲氨基偶氮苯在最前缘，靛酚蓝在其次，苏丹红在最后，则其活度合格，这样的硅胶活度与用 Brockmann 法标定的Ⅱ级氧化铝的活度相当。在 30~60 分钟内溶剂上升 10cm 者为宜。

4. 薄层板的预处理

薄层板有吸附剂不仅可以吸附水分，也能吸附实验室空气中的其他挥发性气体，在展开后的溶剂前沿经常出现明显的污物带；在进行薄层荧光扫描定量时，一些商品的硅胶高效薄层板背景上的荧光杂质必须经过预处理，否则会影响测定灵敏度及线性范围。薄层板预处理的常用方法是用氯仿-甲醇（1∶1）或用后来色谱分离时所用的展开剂先展开一次空白薄层板，展距要稍长于展开时的溶剂前缘。预处理的薄层板在 110℃ 干燥 0.5~1 小时，再在干燥器中放置备用，以免再次被空气中的污染物污染。除了有特殊规定外，预制板在使用时不需任何预处理。

（三）　展开剂的制备

展开剂的选择在分离流分或单体化合物是比较重要的。展开剂也被称为溶剂系统、流动相或洗脱剂，是薄层色谱法中用作流动相的液体。点样后的薄层要用适当的展开剂使样品中的各组分随展开剂的流动选择性地保留在薄层色谱的原点到溶剂前沿之间，理想的分离是得到 R_f 值在 $0.2 \sim 0.8$ 之间清晰集中的一组斑点。如何找到合适的展开剂，用什么简单的方法快速地筛选出所需的展开剂，展开剂优化组合的方法有哪些，这是每个实验工作者需要了解的问题。下面就这些内容进行简要介绍。

1. 展开剂选择的一般原则

溶剂强度是指单一溶剂或混合溶剂洗脱某种溶质的能力。在正相色谱中，它随溶剂极性的增加而增大；在反相色谱中则相反。展开剂溶剂强度在建立色谱条件时是必须了解的至关重要的因素，溶剂强度大的溶剂洗脱能力强。溶剂强度可将洗脱顺序的概念定量化。如果把溶剂的洗脱能力看做是溶剂的一种物理性质，则洗脱能力强的溶剂称为强溶剂。在吸附薄层上往往先用单一的低极性的溶剂展开，然后再按照溶剂洗脱顺序依次更换极性较大的溶剂进行试验，用单一溶剂不能分离时，可用两种以上的多元展开剂，并不断地改变多元展开剂的组成和比例，因为每种溶剂在展开过程中都有其一定的作用。例如：①展开剂中比例较大的溶剂极性相对较小，起溶解物质和基本分离的作用，一般称为底剂。②展开剂中比例较小的溶剂，极性较大，对被分离物质有较强的洗脱力，帮助化合物在薄层上移动，可称其为极性调节剂。③展开剂中加入少量酸、碱，可抑制某些酸，碱性物质或其盐类的解离而产生斑点拖尾，故称之为拖尾抑制剂。④展开剂中加入丙酮等中等极性溶剂，可促使不相混合的溶剂混溶，并可以降低展开剂的黏度，加快展速。

分配薄层有正相分配薄层及反相分配薄层两种，由于固定相性质不同，所用的展开剂性质也不相同。用纤维素为支持剂，水作固定相的正相分配薄层，其分离机制与纸色谱相同。常用的展开剂有水饱和的酚、水饱和的正丁醇、正丁醇-醋酸-水（4∶1∶5）、异丙醇-氢氧化铵-水（45∶5∶10）等；纸或以纤维素为支持剂，用亲水性有机相，如甲酰胺、丙二醇或聚乙二醇等为固定相的正相分配色谱，常用正己烷、己烷-苯（1∶1）、苯-氯仿（1∶1）等为展开剂。在 C_2、C_8、C_{18} 等硅胶化学键合固定相的预制薄层板上分离多环芳烃、油、脂等高分子非极性化合物进行反相分配薄层时，常用的展开剂为乙腈-水（60∶40）、丙酮-水（60∶40）等极性溶剂。

2. 展开剂选择的方法

在实际工作中，选择展开剂的方法经常是借助个人经验或查阅文献来找到较合适的展开剂，除此之外，还有一些简单快速的初步确定展开剂的方法供实验者参考。

（1）三角形法 按照展开剂、固定相及被分离物质三者间的相互影响，设计三因素的组合，见图1-4。如将三角形的一个顶点指向某一点，其他两个因素将随之自动地增加或减少，以帮助选择展开剂的极性或固定相的活度。例如，用吸附薄层色谱分离极性化合物时，要选用活度级别大，即吸附活度小的薄层板及极性大的强洗脱剂展开，否则化合物不易被展开，R_f 值太小；而非极性化合物在吸附薄层色谱分离时要采用活度级别小，即吸附活度大的薄层板及非极性溶剂的弱洗脱剂展开。中等级性的化合物的分离应采用中间条件展开，以得到的大多数斑点的 R_f 值在 $0.2 \sim 0.8$ 之间为宜。

对于正相分配色谱，溶剂的极性及溶剂强度与吸附色谱相同，两者是平行的，溶剂的极性大，洗脱能力强，溶剂极性小，洗脱能力弱；对于反相分配色谱，溶剂的极性与其洗脱能力相反，极性大的溶剂，洗脱能力弱。因此在选择时必须注意，虽然这种方法比较粗略，但至少可以作为初步选择展开剂时的一种依据。

（2）**点滴试验法**　本法非常简单，但是很实用。将要被分离的物质的溶液间隔地点在薄层板上，等溶剂挥干后，用吸满不同展开剂的毛细管点到不同样品点的中心，借毛细作用，展开溶剂从圆心向外扩展，这样就出现了不同的圆心色谱。如果各色谱圈清晰可辨，就说明此展开剂较合适，可以进行下一步的实际薄层展开实验。

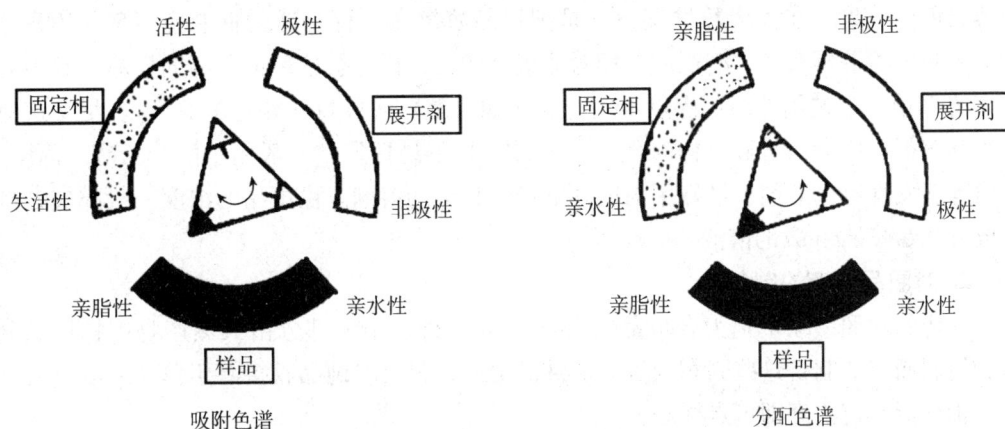

图1-4　薄层色谱分离条件的选择

3. 展开剂的配制方法及注意事项

（1）配制多元展开剂时各溶剂的体积必须准确，可以用有刻度的带塞试管配制，当加入少量酸、碱或其他溶剂时，需要用带刻度的吸管或微量注射器吸取。

（2）如果多元展开剂中各种溶剂的沸点相差甚远时，应临用时配制，而且不能重复使用，以免展开剂比例改变而影响最后的分离效果。

（3）配制两种不相混合溶剂的展开剂时应注意分层后再使用。但应注意在某些需要展开剂有一定的舍弃量时，在用水饱和展开剂后，应立即分出仍带有混浊的有机溶剂层，因为等完全澄清后，可能会影响分离结果，导致实验失败。

（4）如果溶剂中含有微量杂质影响分离或破坏被分离物质时，则需要精制，精制的方法参照相关文献进行。

（四）供试品的制备

1. 样品的预处理和制备

无论是固体或液体样品，还是纯品或复杂的样品，首先都必须制备成一定浓度的溶液，以便点到薄层板上，才能进行有效地色谱分离。从样品原材料到配制成一定浓度的供试品的整个过程中，主要包括前处理、提取、纯化、配制这样几个环节，常统称为样品的预处理。只有完成了样品预处理，才能最终制备成一定浓度的供试品。

用于薄层色谱的样品溶液的来源和性质差异较大，其制备和精制的方法也不相同，除了少数样品因纯度较高、杂质含量较少可用溶剂溶解或稀释后直接用于点样外，其余大多数样品中药材、中药饮片和中成药以及其他生物样品如人和动物的血、尿、粪便和组织等，都要事先进行必要的预处理。特别是由于中药的成分复杂，经常因成分相互干扰或背景污染而难以得到满意的分离效果，因此样品溶液的预处理就显得尤为重要。

2. 供试品的制备

供试品是作为直接点样用的溶液，其溶剂的选择以及溶液的浓度都直接影响着最终的薄层色谱效果。在大多数情况下，是把样品溶解在一种合适的低沸点（50～100℃）溶剂里制成溶液再点样。溶剂应是相对非极性的，这样才会使色谱分离的样品在其中有较小的 R_f 值。但选用的溶剂沸点不宜过低（如乙醚）或过高（如正丁醇等）。尽量避免用水为溶剂，因为水溶液点样时斑点易扩散，且不易挥发。一般用甲醇、乙醇、丙酮、氯仿等挥发性有机溶剂，最好用与展开剂极性相似的溶剂。供试品的浓度一般配成含待测成分 0.5～3mg/mL 的溶液。

3. 对照品溶液的制备

中药的对照品除个别为合成品（如冰片等）外，绝大部分由天然产物中提取、分离、精制而得。制备这些固态或液态的纯品溶液，只要将纯品直接溶于单一或混合溶剂中并稀释至一定浓度即可点样。

但目前中药的对照品还远不能满足需要。由于中药品种繁多，特别是对于复杂的中药制剂来说，仅用对照品作为对照物质无法确定为何种药材投料，故在中药的薄层鉴别中，大量地使用了对照药材。或者同时选用对照品和对照药材，这样可以提供更多的信息，使鉴别的结果更为专属可靠，例如，同时采用盐酸小檗碱与黄连或黄柏进行对照，同时采用大黄素与大黄或何首乌进行对照等。

在制备对照品溶液时，应注意到所选择的溶剂、制备的方法以及溶液的浓度都应尽可能地与样品溶液一致，以保证薄层鉴定的准确性。

（五）点样

在薄层色谱技术中，点样是造成定量误差的主要来源，因此，提高点样技术是获得质量良好的薄层色谱的关键之一。为了保证点样这一环节的质量，除上述样品溶液的预处理外，还需注意不同点样器的使用以及操作人员的操作技术和熟练程度。现就点样方面的技术要求分别讨论如下：

1. 点样装置

为使点样量准确性高、重现性好，点样装置很重要。点样装置可以分为手持点样装置和机械点样装置两大类，机械点样装置中又可分为机械手动和机械自动两种。近年来国内外相继开发了一些用于薄层点样的产品，其操作难易程度各异。目前最常用的点样装置还是定量毛细管或微量注射器，点样时，直接手持点样器接触薄层板面，利用毛细作用或手推滴加样品溶液到薄层板表面，即可完成点样工作。

2. 点样方式

样品溶液点在薄层上的原点的大小对分离效果及扫描定量的影响很大。如果斑点太大，展开后斑点不集中，影响分离效果，并降低检出的灵敏度。经典薄层要求原点直径2~4mm，一般在3mm较为合适，样品溶液的浓度一般在每1mL含0.5~2mg溶质，点样量一般为1~5μL，点间距1~2cm，起始线距底边约1.5cm，展开距10~15cm。高效薄层原点直径为1~2mm，点样量为100~50μL，点间距为0.5cm，起始线距底边约为1cm，展距为5~7cm。点样时应严格控制每次点样的条件一致性，应尽可能避免多次点样，注意做到准确和小心操作，尤其是在定量时，只有准确点样才能得到重现性好的结果。

此外，根据实验的需要，还可以设计不同的点样方式，如样品容量较大或者为了改善分离度，可点成宽2~3mm不同长度的条带，称为条状点样法，以提高薄层载量。或用径向薄层，样品点在径上，原点直径可以稍大一些，分离的效果仍较好，且可加快点样速度。其他的点样方式还有，如线形小孔法即把样品溶液点在一定大小的圆滤纸片上（直径3~5mm），点样完毕，将此片贴在薄层板点样线上，或将薄层板起始端2cm处的吸附剂吸去一条，使之成为沟槽，将样品溶液与吸附剂拌匀，干燥后再将样品小心均匀地填充在沟槽中，再置于卧式展开槽中（板与槽成30°角）展开分离。

除了用微升毛细管手工点样外，可用精密的自动或半自动点样仪点样。常见的点样仪有CAMAG公司生产的Linomat和Nanomat，其点样的整个操作均可由仪器自动完成。

3. 点样操作时的注意事项

（1）点样时应选择适宜的样品量，点样量太少，可能斑点模糊或完全不显出斑点，但点样量过大，可能斑点过大或出现拖尾或重叠等现象，从而使R_f值相近的斑点连接起来，达不到分离的目的。样品量的确定可以根据最后测定方法的灵敏度而定。一般说来，常用的样品量为几至几十微克级，制备型的分离可以点样到毫克级。

（2）点样时，点样的工具应保持在垂直方向，小心接触薄层板面进行点样，尽可能不划伤薄层板表面，更不能刺穿薄层板上所铺的固定相，否则展开后斑点成不规则状。

（3）如果样品在溶剂中的溶解度很大，在一个位置重复多次点样时，样品在原点就开始呈圆形展开，原点将变成空心圈，这种效应即被称为"上样环形色谱效应"，这种效应对随后的线形展开也会造成不利的影响。因此，在选择样品的溶剂时，应适当注意选取溶解度合适的溶剂而不是对样品溶解度最大的溶剂。

（4）为了加快点样速度，可以用吹风机吹热风进行同步干燥，以除去原点残存的溶剂。否则，供试液的溶剂在原点上残留，也会改变展开的效果。若化合物遇热不稳定，则可用冷风吹干，这样可以在较短的时间内完成点样工作。此外还可以将点样后的薄层板置干燥器中放置片刻或置减压干燥器中干燥。若在点样后置高温下加热，溶剂除去后，原点上的样品由液态变为固态，并强烈地吸附在吸附剂的颗粒上，同时高温还会促进硅胶的催化作用使表面产生固态化学反应，导致样品的变性，从而使移动相在展开时对这部分样品的溶解速度比移动速度慢得多而形成拖尾。

（5）应选用与展开剂极性相似的溶剂作为样品的溶剂，这样可以尽量使点样后溶剂能迅速挥发，并减少空气中水分对薄层吸附剂活度的影响。如果所选用的是亲水性溶剂，则可能使溶剂长久地残留在原点上，吸收大气中的水分，尤其是在高湿度的环境下，对色谱的影响则较为显著。

（六）展开

点样后的薄层需置入密闭的并加有展开剂的展开室中进行展开。展开时展开剂渗过薄层板的固定相，多数情况下借毛细作用力的影响，偶尔也借助于压力或离心力的作用。样品与展开剂及固定相之间相互作用的结果，使样品中各成分沿展开剂流动的方向被分开。

1. 展开方式的分类

根据薄层板的取位，薄层色谱的展开方式可分为线性、环性及向心性三种几何形式，其中线性又可分为上行或下行。经典薄层色谱法多应用上行线性或下行线性这两种方式展开，而高效薄层色谱法则更多应用水平方向的环性和向心性展开。

根据展开次数，展开方式还可分为一次展开、二次展开和多次展开。

（1）一次展开　是指按所选择的展开方式，展开到位后即取出，晾干后再进行下一部操作。

（2）二次展开　又称为双向展开，是指在正方形的薄层板上，将样品点在一角，先将薄层板的一边浸入展开剂，使它沿某方向展开一次，取出薄层板，挥去展开剂，转90°后再将薄层板浸入另一种展开剂中，沿另一方向做第二次展开，这种方法常用于成分较多、性质比较接近的物质的分离。实际上双向展开是为了增加展距、调节展开剂的极性，从而提高分离能力的展开技术，这种方法适于定性分析，不太适于定量分析。

（3）多次展开　是指在进行了一次展开以后，将薄层板从展开槽中取出，并在空气中干燥（通常为 10~15 分钟），然后再放回到相同的展开剂中令其沿着同一方向反复展开，这样的展开方式称多次展开。这个过程可以重复若干次，以便增大组分的分离度。

展开的方法随着不断引入新的技术而不断地更新，单向多次展开、增量多次展开、阶梯式展开、程序多次展开等技术不断涌现。

2. 展开的操作方法

（1）展开室的选择　直立型的多种规格的平底或双槽展开室。这种展开方式适合于含黏合剂的硬薄层板展开，是薄层色谱中最常用的展开方式。平底及双槽展开室均有三种规格。即带不锈钢或玻璃盖的 20cm×20cm、20cm×10cm 及 10cm×10cm 三种。如果需要用与展开剂不同的溶剂蒸气（如挥发性酸或碱等）饱和薄层板时，可在平底展开室中放置盛有某种挥发性溶剂的小杯，效果也非常理想。双底展开槽的优点是节省展开剂，便于预饱和以及放置展开剂于一侧槽中，另一侧槽内可放置另一种饱和蒸气用的溶剂，特别是代替在展开剂中互溶程度低、容易分层的混合展开剂。

长方形的玻璃展开室主要用于近水平或水平单向展开。将点样后的薄层板下端浸入展开剂 0.5cm，薄层上端垫高使薄层与水平成 5°~10° 的角度。这样展开剂就由下而上进行展开，这种展开方式适用于不含黏合剂的软板的展开。在使用平底展开室时，应将展开室一端垫高，使展开剂集中在薄层板点有样品的一端，这样可以节省展开剂；如果薄层板需用展开剂饱和，可以将薄层板放在垫高的一端，饱和后展开时，可将另一端垫高，薄层板就可以接触展开剂进行展开。

（2）展开的操作方法　在线性展开中，无论用单向上行或下行，还是近水平方向展开，其操作方法都是将铺好并已干燥活化的薄层板从干燥器中取出，在与展开方向平行的两边适当距离处刮去固定剂或各划隔离沟线，以避免边缘效应。另在一边距底边2.5cm 处的地方绘制点样线。将制备好的供试液取出进行点样。样点通常为圆形，直径一般不超过 4mm，点间距离为 1.5~2cm，如采用条形，一般宽度不超过 3mm，长约10mm。薄层板在层析缸内放置角度可大于 60°，或接近直角，展开剂浸入的深度离薄层板底边 0.5~1cm。展开方式多采用上行法。展开距离一般为 10~15cm。薄层分析开始前，层析缸内需用新近配制混合好的展开剂的蒸气进行饱和，一般将浸有展开剂的滤纸条附着在层析缸内壁上，放置一定时间，待溶剂挥发，使缸内充满饱和蒸气，然后将薄层板浸入展开剂，展开时的温度可在 10~30℃进行，最好控制在 15~25℃。展开后，取出薄层层析板，待展开剂挥散后，按规定方法检出色谱斑点。

（七）显色定位

1. 光学显色定位法

有些化合物如各种染料、蒽醌或萘醌类化合物等对可见光（400~800nm）有吸收，因此在自然光下就可以观察到不同颜色的斑点。多数化合物在可见光下不能显色，但可吸收紫外光。在紫外灯（254 或 365nm）下可显示不同颜色的斑点。还有一些化合物吸收了较短波长的光（紫外光和可见光），在瞬间发射出较照射波长更长的光，进而在色谱上显出不同颜色的荧光斑点，这种荧光斑点灵敏度高，在普通薄层板上检出灵敏度为0.1mg，在高效薄层板上检出灵敏度为 0.01μg，分别比可见光及紫外光的灵敏度高 50~100 倍，并且有很高的专属性。

对可见光，紫外光都不吸收，也没有合适的显色方法的化合物可以用荧光猝灭技术进行检测。将样品点在含有无机荧光剂的薄层板上，展开后，挥去展开剂置紫外灯下观察，被分离的化合物在发亮的背景上显示暗点，这是由于这些化合物减弱了吸附剂中荧光物质的紫外吸收强度，引起了荧光的猝灭。也可以将样品点在普通薄层板上，展开后挥去展开剂，用有机荧光剂，如 2,7-二氯荧光素、荧光素、桑色素或罗丹明 B 等配成0.01%~0.2%的乙醇溶液喷在薄层色谱上。

光学显色定位法不仅使用方便，而且被检出物质不被破坏，因此适用于双向展开、多次展开等色谱的定位，也适宜应用于洗脱定量时的定位。此法对于薄层色谱法是首选的显色定位方法。

2. 蒸气显色定位法

利用一些物质的蒸气与样品作用生成不同颜色或产生荧光，这种反应有可逆与不可逆两种情况。展开后的薄层板挥去溶剂后，放入贮有晶体碘，并充满碘蒸气的密闭的玻璃容器中，大多数有机化合物吸附碘蒸气后显不同程度的黄褐色斑点，此时取出薄层，立即将斑点位置标下，当薄层离开碘蒸气后，黄褐色斑点逐渐消退，这是可逆反应，不会改变化合物性质，而且灵敏度很高，所以是在薄层定位时常用的简便方法。

另有一些化合物，当薄层放置在碘蒸气中几秒钟后，就立即产生不可逆的化学反应，如元胡中的四氢棕榈碱荧光很弱，但与碘经过瞬间蒸气接触，四氢棕榈碱立即被氧化成棕榈碱，由于脱氢增强了共轭体系，因此在紫外灯下可以发出稳定强烈的黄绿色荧光。此法常用于薄层的定位及定性，但在制备薄层分离某些化合物时，一定要注意是否与碘蒸气发生了不可逆反应而改变了原来化合物的性质。挥发性的酸碱，如盐酸、硝酸、浓氨水、二乙胺等蒸气也常用于蒸气显色。

3. 试剂显色定位法

若分离后的化合物在紫外光或可见光下不能显示斑点，可根据被检出化合物的理化性质选择适当的显色剂使之生成颜色或荧光稳定、轮廓清楚、灵敏度高、专属性强的斑点。这种显色法是通过一种或几种试剂与被检物质产生化学反应，进而生成有色物质。试剂显色法是薄层色谱中广泛使用的定位方法。

在显色时，应注意含有腐蚀性试剂的显色剂不适用于含有机黏合剂的薄层的显色。此外，有的显色反应还有反应条件的限制，比如需要加热，将喷显色剂后的薄层置于100~115℃烤箱内加热10~15分钟，有的还需要更高温度。如果温度过高或加热时间过长也不适于含有机黏合剂的薄层，因为过高温度可使斑点炭化或者是背景颜色过深。

显色方法通常使用的是喷雾显色和浸渍显色两种：

（1）喷雾显色　喷雾浸色法务必在通风柜中或者是特制的喷雾专用箱中进行，避免有毒或刺激性溶剂对人体的毒害和环境污染。

（2）浸渍显色　使用适当的设备，将展开后挥去展开剂的薄层板垂直地插入装有显色剂的浸渍槽中，设定提板及抽出速度和规定在显色剂中停留的时间，待板抽出后可用干净的滤纸小心地吸去薄层表面过量的试剂，并擦干背面玻璃上残留的溶液。用这种方法显色，由于浸渍条件可以精确地标准化，并且薄层各部位可以均匀地接触显色剂，因此对改善定量时的重现性极为有利。此外，在环境保护方面也优于喷雾法，故常被采用。如果没有特制的浸渍设备，还可以自制浸渍槽。浸渍法只适用于薄层中的硬板。不含黏合剂的软板显色不宜使用此法。

4. 显色试剂

显色剂种类繁多，可以分成两大类：一类是检查一般有机化合物的通用显色剂，另一类是根据化合物分类或特殊官能团设计的专属性显色剂。

（八）检测

1. 定性检测

样品通过薄层分离，并用适当方法定位后的斑点，常用以下几种方法达到定性的目的。

（1）计算斑点的 R_f 值　在一定条件下，化合物的 R_f 值应该是个常数，但由于薄层色谱是开放型不连续的离线操作，因此除固定相、流动相有一定规范外，不同的操作技术以及环境（如温度、湿度等）的影响，对化合物的 R_f 值都有较大的影响。每次进行定性时，必须比较对照品，即使被分离的化合物与对照品的 R_f 值一致，也不能立即下结论，因为仅根据一种展开剂展开后的 R_f 值作为定性依据是不够的，需要经过两种以上不同组成的展开剂展开后得到的 R_f 值均与对照品一致时，才可认定该斑点与对照品是同一化合物。

（2）斑点的显色特性　在自然光下观察斑点的颜色，或在紫外光下观察斑点的颜色或荧光，或用专属性显色剂后斑点显色的情况与对照品比较可以定性。通常将 R_f 值及斑点颜色记录或用笔描绘结果即可，但如需要作为重要原始资料保存，则需将薄层色谱图用现代先进的视频数码相机和数据处理系统（如 CAMAG 公司的 VideoStore 成像系统）进行处理，使得色谱成像技术不仅可快速、方便地获得、处理、存储图像或数据，并且可随时调出存档的文件，符合 GLP/GMP 规范，作为定性的标准原始资料随时进行比较。

2. 定量检测

经薄层色谱法分离得到的化合物的斑点，需进行含量测定，目前常用的有两种方法，即间接定量（洗脱测定法）和直接定量（薄层扫描法）。

（1）间接定量（洗脱测定法）　取下色谱上分离的斑点，用溶剂将化合物的斑点从吸附剂上定量地洗脱下来，收集洗脱液并用适当的方法进行测定。此法的点样量要根据测定方法的灵敏度而定，一般要比薄层扫描的点样量大得多，故常点成长条状以增加点样量。洗脱测定操作步骤多，费时费事，但只要操作仔细，结果还是比较准确。因此在没有薄层扫描仪的实验室，用洗脱测定法还是可以解决定量问题的。

洗脱测定法有以下几个主要步骤：

①斑点的定位：本身有色或在紫外光下能发出荧光的化合物定位比较简单，如为无色或无荧光的化合物，可用碘蒸气显色；如果某种显色剂不影响测定结果，也可以直接用显色剂显色，如托品类生物碱用改良碘化铋钾试剂显色，均不影响洗脱后的含量测定结果。显色剂定位对测定有干扰时，可用对照法定位，在薄层板上随样品同时点上对照品。展开后对照品显色，然后取下与对照品位置相同的样品中的吸附剂，再进行洗脱测定。

②斑点的洗脱：从薄层上收集斑点部分的吸附剂，一般采用两种方法，一是用小刀直接将吸附剂定量刮入出口下端塞有脱脂棉的小玻璃柱中；另一种是用上端装有牛角形吸取头下端塞有脱脂棉的小玻璃柱，在减压抽气下吸附剂通过取头进入柱管中，然后取下吸取头，用适当的洗脱剂进行洗脱，调整洗脱液的体积后进行测定。

在进行收集斑点处吸附剂的同时，必须取下与斑点相应位置、同样面积的空白吸附剂，用与样品斑点相同的方法及溶剂进行洗脱，作为测定时的空白对照溶液，以便对结果进行校正。切勿在展开后的样品通道上任选一处肉眼或荧光灯下观察不到斑点的地方选取空白做对照，因为有些存在于样品中的杂质虽没有颜色或荧光，但会干扰测定结果。

③测定方法：通常用紫外分光光度法、比色法、荧光分光光度法、红外分光光度法等进行测定，还可以应用电化学方法如库仑滴定等方法进行测定。

（2）直接定量　就是对薄层色谱分离的斑点直接进行板上的定量测定和校正，通常有目测法和测定斑点面积法。

①目测法：样品经色谱分离后，直接观察所得斑点的大小和颜色的深浅，并与标准品在相同条件下展开所得到的一系列已知不同浓度的标准斑点相比较，进而近似地判断样品中所测成分的含量。

由于色谱条件与最后形成的斑点形状有很大的关系，故样品与标准品的色谱条件要尽可能一致。对展开后所得斑点形状有较大影响的因素有：薄层吸附剂的性质、薄层厚度、点样溶液体积与原点大小、原点距离展开剂液面的距离、展开速度与展开距离、展开时溶剂蒸气饱和情况、显色情况等。为了减少色谱条件差异所造成的误差，一般采用在同一块薄层板上点样品及不同浓度的标准品，然后展开分离，加以比较，以提高方法的准确性。目测法简便，但只是一种粗略的近似的定量方法，误差较大。

②测定斑点面积法：展开后色谱上的斑点面积与化合物含量之间存在一定关系，所以可以用测定斑点面积的方法来测定样品含量。斑点面积 A 与样品量 W 间的关系，由于化合物的性质和色谱条件不同，可以符合一定的线性关系。究竟哪一种线性关系适用于所测化合物，需通过所测数据具体比较后确定。斑点面积测量方法常用的是直接测量法，也可以用透明纸将斑点画下，再将透明纸印在坐标纸上，由相当于多少小格计算面积。斑点面积定量法同样是一种比较粗略的定量方法，误差一般较大，在 5%~15% 范围以内。

③仪器测定法（薄层扫描法）：薄层色谱定量可用薄层扫描仪直接扫描定量。近年来，由于仪器的不断发展和完善，用薄层扫描仪扫描测定斑点中化合物含量的方法已成为薄层定量的首选方法，也是最主要的方法。薄层扫描仪的工作原理可根据测定方式、光波束数以及扫描轨迹的不同进行分类。各方法虽各有不同，但总的测定方法不变，主要都是将展开后的薄层，用一定波长的光束进行扫描，记录其吸光度变化，得到扫描曲线，曲线上每个色谱峰相当于薄层上的一个斑点，色谱峰的峰高或峰面积与样品量之间有一定关系。利用样品扫描曲线上峰高或峰面积与标准品相比较，可得出样品的含量。

在薄层扫描定量测定时，为了保证结果的可靠性，通常使用内标法或外标法，将对照品和样品同板随行进行测定和计算。用外标法测定时，若对照品各数据在校正曲线上呈一通过原点的直线时，可用一点法校正；如不通过原点，则通常采用二点法校正，必要时用多点法校正。含量测定时，供试品溶液和对照溶液应交叉点于同一薄层板上，供试品点样不得少于 4 个，对照品每一浓度不得少于两个，薄层扫描定量用的对照品纯度应符合含量测定用对照品的要求。

（九） 薄层色谱中常出现的问题及解决方法

在薄层色谱过程中，色谱条件的确定、色谱结果的判断是非常重要的，色谱斑点的好坏是判断色谱结果的关键。但有时也可以发现，尽管按上述基本要求操作，但有时还会出现斑点异常现象，如拖尾、边缘效应、S 形和波形斑点、念珠状斑点、斑点 R_f 值相差悬殊、斑点 R_f 值不稳定等，严重干扰色谱结果的判断，影响药材鉴别的准确性及可靠性。对此，必须找出异常斑点的产生原因及克服方法。

1. 拖尾

拖尾现象会使斑点间界限模糊，分离不好。产生这种现象常与点样量、展开剂的

pH 值、吸附剂的 pH 值等因素有关。点样过量会导致超载拖尾，克服办法是选择合适的点样量。展开剂的 pH 值会影响中药材点样液的酸、碱性成分在其中的解离形式，不同形式的物质极性不同，在薄层板上移动的速度就不同，即会产生拖尾。克服的方法是根据化合物的性质，选择不同 pH 值的展开剂，使化合物成为一种形式存在而被展开。吸附剂 pH 值的影响亦是如此，因此色谱分离酸性化合物时选取硅胶为吸附剂，色谱分离碱性化合物时选用碱性氧化铝为吸附剂。

2. 边缘效应

边缘效应产生的原因主要是用混合展开剂展开时，极性较弱和沸点较低的展开剂在薄层板两边缘处较易挥发，故它们在薄层色谱两边缘处的浓度比在中间的低。这样，板上展开剂的比例不一致，极性发生变化，色谱结果即产生边缘效应。常用的克服办法有：增加色谱缸中溶剂蒸气饱和度，选用较合适的单一展开剂代替混合展开剂；采用共沸展开剂代替一般混合展开剂。

3. S 形及波浪形斑点

S 形及波浪形斑点的形成，主要是由于薄层板厚薄不均而影响展开速度所致，其克服办法是制备平整的薄层色谱。

4. 念珠状斑点

念珠状斑点是化合物的斑点之间距离小，互相连接起来，形如一串佛珠。引起念珠状斑点的原因较多，主要有以下几种：

（1）络合物的形成，如氨基酸的色谱，这样一种化合物在薄层色谱中出现两个 R_f 值相近的斑点，呈念珠状。对于这种念珠状斑点的克服，宜采用加掩蔽剂的办法。

（2）色谱样品中成分过多，以致在一定长度的薄层上排布不开，彼此重叠，形成念珠状斑点。克服的办法是进行双向色谱，或用不同极性有机溶剂萃取样品液，使之分成几个不同极性的检样，然后分别进行色谱。

（3）在原点处点样时形成复斑，当展开后，各斑点即成为念珠状斑点。克服办法是控制样品液为一定的浓度，点样 1~2 次完成，同时两次点样中心要重合。

5. 展开后斑点 R_f 值相差悬殊

主要是由于中药材中常含有数种极性相差较大的化合物。当用一种展开剂展开后，一部分斑点被推到展开剂前沿附近，另一部分则留在原点附近，分离效果不好。克服办法是二次展开。第一次先用极性较大的展开剂，把样品中极性相差较大的两类成分展开一定距离，使极性较大几种成分斑点能较好地分开。然后取出薄板，挥干展开剂，更换一种极性较弱的展开剂，进行第二次展开，使溶剂前沿达到薄层板前端，这样极性较弱的成分也得到分开。

6. 色谱斑点 R_f 值不稳定

这是中药材薄层色谱时常常遇到的问题。有时即使完全按文献条件进行色谱，其斑点的 R_f 值也很难与文献上相符。这种现象主要是通过控制色谱温度稳定（±0.5℃）、薄层厚度（0.2~0.3mm）以及吸附剂，展开剂的质量（尽可能选择同厂、同批号的产品）来加以克服。

四、纸层析操作

（一）纸层析基本原理

纸层色谱为在纸上将混合物进行分离的色谱方法，分为分析型和制备型纸层色谱。多数情况下，纸层色谱的原理属于分配色谱原理，色谱滤纸为支持剂，滤纸纤维可以吸附 25%~30% 的水分，其中 6%~7% 的水分和滤纸结构中的羟基以氢键结合，为固定相；其他溶剂可自由通过，为流动相。流动相流经支持物时，与固定相之间连续抽提，使物质在两相间不断分配而得到分离。物质被分离后在纸色谱图谱上的位置用 R_f 值（比移值）来表示：R_f 值 = 原点到色谱点中心的距离/原点到溶剂前沿的距离。

在一定条件下某种物质的 R_f 值是常数，其大小受物质的结构、性质、溶剂系统物质组成与比例、pH 值、选用滤纸质地和温度等多种因素影响。此外，样品中的盐分、其他杂质以及点样过多均会影响有效分离。但由于影响比移值的因素较多，因而一般采用在相同实验条件下与对照物质对比以确定其异同。作为药品的鉴别时，供试品在色谱中所显主斑点的颜色（或荧光）与位置，应与对照品在色谱中所显的主斑点相同。作为药品的纯度检查时，可取一定量的供试品，经展开后，按各药品项下的规定，检视其所显杂质斑点的个数或呈色（或荧光）的强度。作为药品的含量测定时，将主色谱斑点剪下洗脱后，再用适宜的方法测定。无色物质的纸色谱图谱可用光谱法（紫外光照射）或显色法鉴定。纸层色谱适用于极性较大的亲水性化合物或极性差别较小的化合物的分离。

（二）纸层析操作技术

1. 下行法

将供试品溶解于适当的溶剂中制成一定浓度的溶液。

（1）层析纸的准备　将活化的层析纸条（5cm×14cm，根据要求可选取不同规格），在离底边 1.5cm 处用铅笔画一直线作为始线，在起始线上点几个点，各点之间的距离为 1.5cm，两侧点分别离层析纸边为 1cm。

（2）点样管的准备　取内径小于或等于 0.5mm 的毛细管、微量吸管或微量注射器，吸取一定量溶液。

（3）点样　使点样管与纸面垂直，点于点样基线上，溶液宜分次点加，每次点加后，自然干燥、低温烘干或经温热气流吹干，样点直径为 2~4mm，点间距离为 1.5~2.0cm，样点通常应为圆形。

（4）展开　将点样后的色谱滤纸上端放在溶剂槽内并用玻棒压住，使色谱纸通过槽内玻璃支持棒自然下垂，点样基线在支持棒下数厘米处。展开前，展开室内用各品种项下规定的溶剂的蒸气使之饱和，一般可在展开室底部放一装有规定溶剂的平皿，或将浸有规定溶剂的滤纸条附着在展开室内壁上，放置一定时间，待溶剂挥发使室内充满饱和蒸气，然后添加展开剂使槽内溶剂浸没滤纸，展开剂即经毛细作用沿滤纸移动进行展开，展开至规定的距离后，取出滤纸，标明展开剂前沿位置。

（5）**显色** 待层析纸展开剂挥散后，按规定或用喷雾器喷洒显色剂，检出色谱斑点。

（6）**R_f 值的计算** 用笔画出斑点的中心距离，并量出起始线至斑点中心的距离；计算各斑点的 R_f 值，并将对照品和未知样品的 R_f 值进行对照和鉴定。

2. 上行法

展开室内加入展开剂适量，放置待展开剂蒸气饱和后，再下降悬钩，使色谱滤纸浸入展开剂约 0.5cm，展开剂即经毛细作用沿色谱滤纸上升，除另有规定外，一般展开至约 15cm 后，取出晾干，按规定方法检视。

展开可以向一个方向进行，即单向展开；也可进行双向展开，即先向一个方向展开，取出，待展开剂完全挥发后，将滤纸转动 90°，再用原展开剂或另一种展开剂进行展开，亦可多次展开、连续展开或径向展开等。

实验步骤如下：

（1）**层析纸的准备** 将活化的一张 5cm×14cm 的层析纸条，在离底边 1.5cm 处用铅笔画一直线作为始线，在起始线上点 A、B、C 三个点，各点之间的距离为 1.5cm，A、C 两点分别离层析纸边为 1cm，在起始线 7cm 处画一直线作为溶剂前沿线。

（2）**点样** 取内径约 0.5mm 的毛细管三小段，分别插入试样溶液中，借毛细虹吸作用吸取溶液少许，在起始线上进行点样，样点的直径 2～3mm，如溶液太稀，第一次点样，吹干后，再点第二、第三次，每次都要点在同一位置上。

（3）**展开** 将适量展开剂如正丁醇：甲酸：水（5：3：2）倒入层析缸中，盖上盖子，饱和 20 分钟后，再将点好样品的层析纸上端用回形针别住，把层析纸悬挂在层析缸盖的钩上，使层析纸的底边浸入展开剂 0.5cm。展开剂到达前沿线后，展开完毕，取出层析纸，晾干或在红外灯下烘干。

（4）**显色** 将烘干的层析纸，用喷雾器喷洒显色剂，再到红外灯下烘到显色为止。

（5）**计算各斑点的 R_f 值** 用笔画出斑点，找出斑点的中心距离，并量出起始线至斑点中心的距离。计算各斑点的 R_f 值，并将纯样品和未知样品的 R_f 值进行对照和鉴定。

3. 注意事项

（1）画线时只能使用铅笔，不能使用其他的笔，因其他笔的颜色为有机染料，在有机溶剂中染料溶解，颜色会产生干扰。

（2）无论是画线还是点样，不能用手接触层析纸前沿线以下的任何的部位。因为手指上有相当量的氨基酸，并足以在本实验方法中干扰实验。

（3）纸层析须在密闭容器中展开。加入展开剂后，再等 20 分钟左右，使标本缸内形成此溶液的饱和蒸气。

（4）喷有显色剂的层析纸，在烘干时应注意温度的控制。温度太高，不但氨基酸会产生颜色，茚三酮也会产生颜色干扰实验现象。

（5）R_f 值随分离化合物的结构、固定相与流动相的性质、温度以及纸的质量等因素而变化。当温度、滤纸等实验条件固定时，比移值就是一个特有的常数，因而可作定性分析的依据。

第四节 常压柱色谱、低压柱色谱、常用填料前处理及再生操作技术

制备一定量的纯化合物是我们在实验研究中经常遇到的实际问题，如我们需要提纯反应中间体用于进一步的化学反应，需要一定量的纯品进行化合物的结构鉴定，需要一定量的纯品作为分析测试的标准化合物，需要一定量的纯品进行物理、化学或生物方面的科学试验，以及需要生产出纯品作为产品出售等。色谱（也称层析）技术是最有效的制备性分离技术，是很多研究领域必不可少的分离手段。

色谱法根据分离原理可分为吸附色谱、分配色谱、离子交换色谱，凝胶色谱等；根据分离设备又可分为薄层色谱、经典柱色谱、高效液相色谱、高速逆流色谱、气相色谱等。

从国内外学术期刊上发表的文章不难发现，经典柱色谱中的硅胶吸附柱色谱仍是目前应用最为广泛的柱色谱技术，在有机合成和植物化学等研究的常规分离中，至少 80%以上的制备性色谱分离工作都是在硅胶柱上进行的。对于一般的常规制备分离，首选硅胶柱色谱。

经典柱色谱分离是一项技术性很强的操作。初学者由于操作技术和经验的原因，往往并不能得到预期的分离结果，组成复杂的样品分离起来更加困难。耐心细致的操作和对待分离样品在色谱过程中行为的预先了解是一次成功色谱分离的关键。

下面以硅胶吸附柱色谱为例，讲解经典柱色谱的一般操作步骤。

一、常压柱色谱

1. 吸附柱色谱分离原理

吸附柱色谱是利用固体吸附剂（硅胶、氧化铝等填料）对各组分的吸附能力不同，在移动相（洗脱溶剂）流过固定相（吸附剂）的过程中，在吸附剂表面发生溶剂分子与溶质分子，以及溶质分子相互间对吸附剂表面的争夺，不断吸附、解吸附、再吸附、再解吸附，最终各组分以极性大小的顺序被洗脱下来，达到各成分的相互分离。

化合物的极性强弱决定了它们与吸附剂之间吸附力的强弱。极性大的成分吸附力大，也就是 R_f 值小，难以洗脱下来；极性小的化合物则相反。

2. 洗脱剂的选择

进行柱色谱之前，需要通过薄层色谱预先评估柱色谱的分离效果并寻找合适的洗脱剂。溶剂的选择是整个柱色谱分离操作中最困难之处，也是实验成功的最关键之处。它不止决定分离效果的好坏，同时还决定分离的成本，后处理的难易，以及废弃物对环境的污染等多种因素。

洗脱剂的选择，原则上是让目标化合物与杂质在薄层板上的斑点能明显的分开。单一溶剂往往分离效果不好，需要将两种或多种极性不同的溶剂按一定比例混合，筛选出最合适的溶剂配比。对于小极性样品，一般选择石油醚（或环己烷）-乙酸乙酯（或氯仿、丙酮等）作为溶剂系统。对于大极性样品，一般选择氯仿-甲醇溶剂系统。对于特定类型的

化合物，最好查阅相关文献以确定溶剂系统，并使用薄层色谱进行溶剂比例的优化。

苯、氯仿、甲醇等溶剂能不用尽量不用。苯可导致白血病，氯仿对肝脏有很大的损伤，甲醇损害眼睛。在一般有机溶剂中，乙酸乙酯、丙酮等的毒性相对较小。

除了以上因素，选择洗脱剂还要尽量避免高黏度以及高沸点的溶剂。高黏度的溶剂会使洗脱流速变慢，甚至进行不下去；高沸点的溶剂会给后面的浓缩操作带来困难。

3. 色谱柱的选择

有多种多样的色谱柱可供选择。一般是玻璃柱，下端带有活塞的或不带活塞的以及带有砂板的均可选用。活塞以聚四氟乙烯材质的为优，耐受有机溶剂的浸泡。柱内径与柱长之比一般在 1：10 到 1：20 之间。柱内径的选择要参照待分离样品的多少。对于量少的样品，有时可以使用酸式滴定管，甚至是玻璃滴管作为色谱柱。但是柱子过细会产生明显的管壁效应（柱子中央与管壁周围的流速不一致），柱效会降低。对于分离克量级的样品，柱内径以 3~5cm 为宜。

4. 填料的选择

吸附色谱中常用的填料有硅胶和氧化铝。两者分离原理相同，但相同的样品和洗脱剂在两种填料中可能会有完全不同的表现。实验中硅胶用得较多，它具有价廉、分离效果好、适用范围广、不可逆吸附（也称死吸附）少、不与有机物反应等优点。

柱色谱硅胶的种类很多，选择时主要考虑硅胶颗粒的直径大小和直径的分布范围。颗粒直径分布范围越窄越好，但价格也越高。国产硅胶的颗粒大小一般分为 80~100目、200~300 目、400~1000 目等规格。目数越大，颗粒越小，分离效果越好，但流速也越慢。实验中要综合考虑价格、分离效果、分离效率等因素来选择合适的硅胶。通常使用 200~300 目的硅胶。

硅胶的用量要参考待分离样品的质量。对于非常容易分离的样品，样品与硅胶的质量比只需要 1：30 左右就够了。对于 $\Delta R_f > 0.4$ 的样品，质量比可以增加到 1：50~1：100。对于较难分离的样品，可以使用 1：200 的比例。对于更难分离的样品，甚至可以考虑使用 1：500~1：1000 的比例。在装柱前一定要准确称量样品和硅胶的质量，选取正确的硅胶用量。硅胶用量的不足，常常是导致分离失败的原因，因为样品的过载，会使色谱柱的分离效能急剧降低。

5. 装柱的方法

色谱柱要求填装均匀，且不带气泡。若填料在柱子中松紧不一致，则被分离物质的移动速度不规则，影响分离效果。装柱时首先将色谱柱洗净晾干，垂直的固定在支架上，在管的下端平整的塞少许棉花（如果柱子自带砂板则不需要塞棉花），压实，以免硅胶渗漏，然后用下面的方法装柱。

（1）干法装柱 称取所需质量的硅胶，均匀的倒入柱内，一次加完，中间不应间断，防止硅胶分层。通常在柱的上端放一个玻璃漏斗，将硅胶经漏斗成一细流状慢慢加入柱内。轻轻敲打柱子外壁，使硅胶均匀沉降、紧密堆积。也可以将整个硅胶柱从支架上移除，在桌面上提起、自由落下、撞击桌面（垫一橡胶垫），撞击的同时不停旋转柱子，颠 3 分钟左右，使硅胶装填均匀紧密。硅胶颗粒细小，容易飘散到空气中，吸入人体危害很大，操作时应佩戴口罩。

干法装柱可以用颗粒很小的填料，且填充紧密，柱效高于湿法装柱。但技术性强，初学者不易掌握要点。

（2）湿法装柱　称取所需质量的硅胶（硅胶的密度大约 0.4g/mL，也可以直接换算出所需硅胶的体积，用烧杯量取），倒入合适的烧杯内。量取一定体积的洗脱剂倒入装有硅胶的烧杯中，用玻璃棒将硅胶搅拌成均匀的、没有气泡的浆糊状。以 100mL 的硅胶为例，需要 250mL 的烧杯，倒入溶剂搅拌均匀后的硅胶浆总体积以 120mL 左右为宜。在柱子上端放一个玻璃漏斗，先用少量洗脱剂将柱子内壁润湿，并在柱子下端留一小段溶剂。打开活塞，将硅胶浆倒入柱内。硅胶浆放置过程中会发生沉降，所以需要一边倾倒一边不停搅拌烧杯内剩余的硅胶浆。倒完后用洗脱剂将附着在烧杯壁上的硅胶洗一洗，一并倒入柱内。倾倒过程中可能会有硅胶浆溅到色谱柱内壁上，用滴管吸取洗脱剂将柱内壁液面上方的硅胶冲洗下去。随着溶剂的下降，硅胶在柱内均匀沉降。沉降完毕，硅胶上方的洗脱剂流干，装填完毕。

湿法装柱没有干法紧密，且沉降过程缓慢。需要辅以加压或减压操作。

6. 上样的方法

样品的加入方法分为干法上样和湿法上样两种。

（1）干法上样　先将样品溶解在易溶的有机溶剂中。溶剂不宜太多，加热能将样品溶解即可。称取一定量的硅胶（一般为样品质量的 2~3 倍）置于蒸发皿中，加入样品溶液，边加边搅拌。将蒸发皿置于水浴锅上方蒸干溶剂（不得放入烘箱干燥，有可能爆炸），时常搅拌，最后将吸附有样品的硅胶干燥（拌样硅胶吸附样品后应保持原来的流动性，可适当搅拌，不可研磨，以防将硅胶研碎）。对于干法装填的柱子，直接将拌样硅胶倒入柱内，注意不要将下方的硅胶冲起，应敲平、颠紧。在拌样硅胶上方再加一层硅胶，在硅胶上方再塞一团棉花，以保护整个柱子在洗脱的时候不会被倒入的溶剂破坏结构。对于湿法装填的柱子，先在色谱柱上方加一段洗脱溶剂，再将拌样硅胶倒入柱子，让拌样硅胶在溶剂中沉降，整个过程溶液液面都要高于加入的拌样硅胶。拌样硅胶装填完毕后，流干硅胶上方的溶剂，重新加入洗脱剂进行洗脱。

（2）湿法上样　先将样品完全溶解在洗脱溶剂中。溶剂不宜太少，也不宜太多。太少，溶液浓度大，黏稠，硅胶过载，没有分离效果；太多，样品带扩散变宽，影响分离效果。用滴管将溶液均匀地滴加在柱子上方的硅胶上。滴加完毕，用少量洗脱剂将柱子内壁和硅胶上层附着的样品洗入下方硅胶。后续过程同干法上样。

7. 展开与洗脱

色谱柱上方加入溶剂，打开下方活塞，收集洗脱液，开始洗脱过程。流分可以按等体积收集。每一份的体积，应根据所用硅胶的量和分离效果的具体情况确定。粗分阶段每一份可以多收集一些，这时候同一洗脱剂洗脱下来的成分大致相同，无需分得太细，增加工作量。细分阶段，比如对克以下量级样品的色谱分离，需要色谱柱有较高的分离效果，目标化合物与杂质之间可能只间隔几毫升的洗脱剂，甚至更接近，这时候就需要每一份少收集一些，以免将已分离的成分又人为合并到一起。

为了及时了解洗脱液各流分的分离情况，以便调节收集体积的多少或改变洗脱剂的极性，需要一边洗脱一边使用薄层色谱检测。根据薄层色谱的结果，将含有相同成分的流分合并，含有不同成分的流分分开。最后使用旋转蒸发仪浓缩回收溶剂，进行下一步的分离，直至得到目标化合物。

二、低压柱色谱

色谱柱分离效果与洗脱剂的流速密切相关。流速太快，样品来不及与填料吸附，会被很快洗脱下来，分离效果差，流速太慢，样品在填料中扩散，谱带变宽，分离效果也不好，存在一个最佳流速，使得分离效果最好。在经典柱色谱中，流动相的流速一般靠重力的作用，通常小于最佳流速。使用一定的压力增加流动相的速度，不但不会降低分离效果，而且还可以大大地降低分离时间。

低压柱色谱通常有两种操作方法：一种是从色谱柱的上方施加压力，促使流动相快速移动；另一种是从色谱柱的下方进行减压操作。两种方法施加的外压都不超过一个大气压，称为低压柱色谱。

1. 减压柱色谱

减压操作需要一个玻璃罩（可以将一个大的抽滤瓶整齐的切掉瓶底制成），放在一块毛玻璃上，保证两者之间有良好的气密性。玻璃罩侧方有一个支管，用与连接真空泵，制造玻璃罩内的真空环境。玻璃罩上方的瓶口上塞一个橡皮塞，橡皮塞中间插一根玻璃管。玻璃管上方连硅胶管，硅胶管与色谱柱下端相连。操作时在毛玻璃上放置接收瓶，用真空泵抽真空，即可进行减压分离（如图 1-5 所示）。与加压柱色谱相比，该方法添加洗脱剂更方便，但是更换接收瓶麻烦。注意柱子上方的溶液不能干，否则在减压作用下整根柱子会很快布满裂纹而报废。

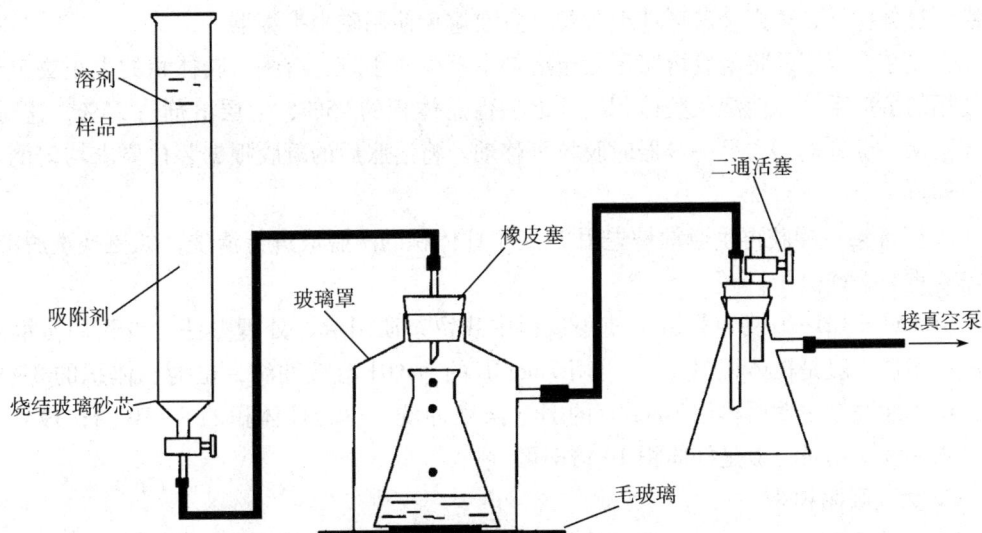

溶剂

样品

吸附剂

烧结玻璃砂芯

橡皮塞

玻璃罩

二通活塞

接真空泵

毛玻璃

图 1-5 减压操作装置示意图

2. 加压柱色谱

加压操作是在色谱柱上方连接一个加压装置。色谱柱上方的入口需要是磨口，以增加气密性以及接头间的摩擦力。

加压手段有多种，常见的有空气泵加压、双链球（如图 1-6 所示）加压、氮气钢瓶加压、蠕动泵加压等。

加压过程添加溶剂很不方便，可以在柱子上方接一个储液球，减少添加次数。

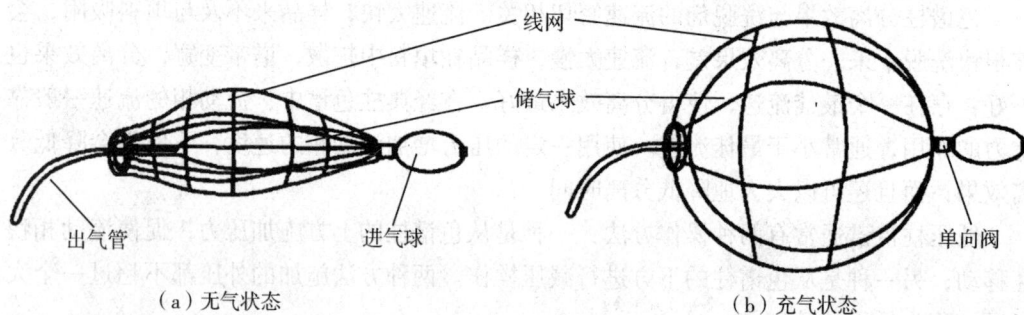

（a）无气状态　　　　　　　　　　　　（b）充气状态

图 1-6　双链球

三、常用填料前处理及再生

1. 硅胶、氧化铝

硅胶和氧化铝一般不需要前处理就可以直接使用。且由于价格低廉（每千克 50 元左右），仅供一次性使用，无需再生。

2. 葡聚糖凝胶（Sephadex LH-20）

（1）前处理　Sephadex LH-20 在使用之前必须进行溶胀。在溶胀的过程中，要尽量避免过分搅拌，否则会破坏球形胶粒，且要避免使用磁力搅拌器。

首先在室温下，将凝胶溶胀于层析溶剂中至少 3 小时，溶胀后胶体积的大小决定于所使用的溶剂系统。使溶胀胶体积沉淀之后占总体积的 75%，上层溶剂占 25%，这时，悬浮液从一个容器倒入另一容器时胶粒可移动。将溶胀后的凝胶根据装柱要求均匀倒入柱内即可。

（2）再生　凝胶再生通常是先用 2~3 个柱体积的洗脱液进行清洗，如更换洗脱液，则需要重新平衡。

Sephadex LH-20 变色是由于使用过程中残留杂质引起，处理办法：首先用蒸馏水冲洗，用量一般是柱体积 10 倍；再用 1mol/L 的 NaOH 溶液冲洗，也为柱体积的 8~10 倍；用水冲洗至中性后再用 1mol/L 的 HCl 溶液冲洗，也为柱体积的 8~10 倍；最后用蒸馏水冲洗，用量一般是柱体积 10 倍即可。

3. 大孔吸附树脂

（1）前处理　新购树脂一般用氯化钠及硫酸钠处理。但树脂内部存在未聚合的单体、残存的致孔剂、引发剂、分散剂等必须除掉。方法如下：以 0.5 BV（树脂柱内装载树脂的体积称为床容积 Bed Volume，BV）的乙醇浸泡树脂 24 小时后，用 2BV 的乙醇以 2BV/h 的流速通过树脂柱，并浸泡 4~5 小时，用乙醇以 2BV/h 的流速洗涤树脂至流出液加水不呈白色混浊为止，再用水以同样流速洗净，用 2BV 的 5% HCl 溶液以 4~6 BV/h 的流速通过树脂层，并浸泡树脂 2~4 小时，之后用水以同样流速洗至出水 pH 呈中性，用 2BV 的 2% NaOH 溶液以 4~6 BV/h 的流速通过树脂层，并浸泡树脂 2~4 小时，最后用水以同样流速洗至出水 pH 呈中性。

（2）再生 树脂经反复使用后颜色变深柱效降低，需再生处理后才能继续使用。经甲醇（或丙酮）和稀酸、稀碱及水反复处理后即可恢复树脂的吸附能力。注意由于丙酮和氢氧化钠会发生反应，这两者不能同时使用。

第五节 结晶操作

结晶是化合物在溶液中形成晶体的过程。通过结晶，可将杂质留在结晶时的溶液（也称母液）中，而得到高纯度的化合物。由于初析出的结晶多少总会带有一些杂质，往往需要重结晶以提高纯度。结晶的另一个目的是为了得到单晶，从而可以通过 X 射线衍射进行化合物的结构分析。在确定含有手性原子的化合物的绝对构型时，单晶 X 射线衍射一般是最有力的手段。

一、结晶的条件

溶剂、温度、湿度，以及样品的种类、浓度、纯度等因素都会影响结晶的进行。

选择合适的溶剂是形成结晶的关键一步。最好它能对所需成分的溶解度随温度的不同而有显著差异，且不产生化学反应，即热时溶解，冷时析出。实验前可查阅资料参考同类型化合物的结晶条件，也可先取少量样品摸索合适溶剂。一般情况下，比较理想的溶剂是乙醚、丙酮或甲醇。有时可使用混合溶剂，先用少量易溶解的极性大的溶剂使化合物溶解后再滴加难溶的溶剂至微浑浊，加热使澄清，静置片刻或放置更长时间，待溶剂挥发至一定浓度使渐渐析出晶体。若不成功，需要更换溶剂。有时需反复实验，摸索经验。

多数情况下，温度与湿度越低越容易结晶。夏天由于天气炎热，湿度较大，很难结晶；而冬天气温低，干燥，利于结晶。-5~10℃较适宜结晶。室温较高时可将溶液放入冰箱。

化合物的纯度越高越容易结晶，因为它在溶液中容易达到结晶需要的浓度。多数情况下，含量最高的化合物先结晶析出。在混合物结晶时，一旦发现某一个化合物先析出结晶，此时应摸索出该结晶不易溶解而能溶解杂质的溶剂，将结晶与母液分离。母液继续挥发溶剂，另一个化合物可能又会析出晶体。

有些化合物即使纯度很高也很难结晶。此时可通过制备衍生物达到结晶的目的，如不易结晶的生物碱与酸反应成盐而结晶，含有羟基、氨基等活泼氢的化合物可通过酰化而成结晶，邻羟基化合物可与酮反应成缩酮，这些衍生物结晶纯化后再用稀酸或碱处理，又可还原为原化合物。

未知成分的结晶浓度是很难预测的。有时溶液太浓，浓度大就不易结晶。如果浓度适中，逐渐降温，有可能析出纯度较高的结晶，X 射线衍射用的单晶就采用此法。在结晶过程中溶液浓度高则析出结晶的速度快，颗粒较小，夹杂的杂质可能多些。有时自溶液中析出结晶的速度太快，超过化合物晶核的形成和分子定向排列的速度，往往只能得到无定形粉末。

二、制备结晶的操作方法

结晶形成过程包括晶核的形成与结晶的增长两步。通常将化合物溶于适当溶剂中，过滤、浓缩至适当体积后，置三角瓶中塞紧瓶塞，静置。如果放置一段时间后没有结晶析出，可松动瓶塞，使溶剂挥发，可望得到结晶，或可加入少量晶种，诱导晶核形成。一般来说，结晶化过程具有高度的选择性，当加入同种分子，结晶便会立即增长。如果是光学异构体的混合物，优先析出的晶体与加入的晶种属同种异构体。如没有晶种，可用玻璃棒摩擦玻璃容器内壁，产生微小颗粒代替晶核，以诱导方式使形成结晶。有时用玻璃棒蘸取过饱和液在空气中挥发除去溶剂后形成固体或结晶，再摩擦玻璃器壁产生晶核。还可采用降低温度及自然挥发等条件促使晶核的形成。上述条件失败后，应考虑样品纯度可能不够，杂质过多以致不能结晶，需进一步分离纯化；或化合物本身就是不能形成晶体的化合物，如烟碱等。

结晶的具体操作是选择合适的溶剂，将化合物加热溶解，溶液趁热抽滤或过滤，以除去其中的不溶性杂质。有时在过滤之前加入少量活性炭脱色，过滤后可将溶液适当浓缩，使所需化合物达到饱和，而其中的可溶性杂质尚未饱和，将其静置放冷，使其中的有效成分大部分析出后，抽滤结晶，并用少量不溶性溶剂洗涤，抽干后即得所需化合物。

第六节 纯度检验操作

天然化合物作为构成药物的重要来源，其结构在生物合成过程中，由于生命活动的复杂性，使其具有结构复杂多样、产品量少的特点，其鉴定相对于合成药而言较复杂，故而结构研究之前必须进行纯度测定。纯度测定时，可以先观察其是否形态完整、色泽均一、气味一致等，再用常用的纯度测定方法如：熔点（mp）、薄层层析（TLC）、纸层析（PC）、气相色谱（GC）、高效液相色谱（HPLC）、氢核磁共振（^{1}H-NMR）和碳核磁共振（^{13}C-NMR）等对其进行检测。本部分简要解释以上几种方法在纯度检验方法的应用及优缺点。

一、熔点法（mp）

任何纯净的固体结晶有机物均有一恒定的熔点，且熔距一般不超过1℃，所以通过测定能形成晶体化合物的熔点，根据其熔点范围可以判断未知固态有机物纯度。该方法测试方便、快捷且易于判断，其样品最大测试量不大于0.1g。但是利用测熔点确定化合物的纯度受人为因素影响较大，同时仪器中熔点管不洁净、熔点管壁太厚、温度未校正、升温太快等都会影响到测试结果，样品太少不利于观察、太多造成熔程变长等因素也会干扰结果的准确性。非结晶形态的固体比如粉末，其熔点可靠性比较小，而天然药物多数都是以粉末的形式存在。以芦丁为例，在从槐米中提取芦丁的实验中，芦丁以浅黄色结晶析出，抽滤，产品用水洗涤1~2次，烘干后测熔点为174~176℃。而从蛇莓中提取芦丁为黄色粉末，其熔点215~217℃。

实验室常用的熔点测定方法有：毛细管法测熔点和显微熔点测定仪测熔点。方法参见基础化学实验。

二、薄层层析法（TLC）

TLC是一种微量、快速的层析方法，单一化合物在TLC中表现为单一斑点。它不仅可以用于纯物质的鉴定，也可用于混合物的分离、提纯及含量的测定，还可以通过TLC来摸索和确定柱层析时的洗脱条件，也可用于分离制备较大量的样品。该方法操作简便，设备简单，除光密度计外，不需特殊设备，分离效果较好，时间较短。在检验纯度过程中一般需使用3种不同的展开系统对样品进行展开，并使用多种显示试剂（如专属显色剂，通用显色剂或其他显色剂）和显色方法（如紫外等）进行显色和观察，如都能只得到单一斑点，则可以初步估计该样品可能为具有一定纯度的单一化合物。如遇到化合物结构相似度较大分离度较小的情况可以使用多次展开的方法对样品进行薄层层析。但用TLC做纯度检测时不同化合物在相同的展开条件下可能有一样的R_f值（不同物质的斑点重合不能分离），有时候由于采用显色剂的原因，在显示斑点的位置有另一个在相同情况下不显色的物质等多种可能影响判断结果的因素，因此该方法只能作为纯度的初步判断。薄层层析的具体操作请参照本章的第三节中薄层层析相关内容。

三、纸层析法（PC）

纸层析是用滤纸作液体的载体，单一化合物在PC中表现为单一斑点。该方法十分简单便捷，也易于观察和判断。与TLC不同在于，PC适合极性较大的化合物的纯度检测，如糖或苷类。与TLC一样，由于加热显色以及显色试剂的局限以及分离度的限制，在单一斑点下有时还隐藏着不显色的化合物或者是与其具有相同R_f值的物质。具体操作请参照本章第三节中纸层析相关内容。

四、气相色谱法（GC）

纯的化合物在GC中的表现为单峰，一般判断其为纯品。在仪器、柱子、洗脱剂和流速等分离条件一样的情况下，化合物有一个相对一定的保留时间，被广泛应用于复杂组分的分离与鉴定，其具有高分辨率和高灵敏度，是天然药物样品定性定量检测的有效工具，被广泛应用于复杂组分的分离与鉴定。用GC做纯度检测时，仪器检出限为纳克级别，在处理小分子以及极性不是特别大的分子的时候特别有用。适宜分析小分子、易挥发、热稳定、能气化的化合物。操作方法参见基础化学实验。

五、高效液相色谱法（HPLC）

化合物在 HPLC 中表现为单一峰，一般判断其为纯品。GC 和 HPLC 互为补充，分析不同性质的化合物。HPLC 主要用于不挥发性化合物分析测定；极性化合物的分析测定；热不稳定化合物的分析测定。在用 HPLC 时，注意化合物的保留时间不要太短，以避免混合物还没与达到完全分离就一起被洗脱下来。操作方法参见基础化学实验。

六、核磁共振氢谱（^{1}H-NMR）和核磁共振碳谱（^{13}C-NMR）

针对天然产物中有很多化合物结构十分接近的情况，有很多结构相近的化合物，其物理、化学性质非常接近，有时通过前面提到的五种方法都无法判断，这时就可以使用 ^{1}H-NMR 和 ^{13}C-NMR。如在立体结构上存在差异的两个化合物，在以上的几种方法中都不能有效的检测，但在 ^{1}H-NMR 和 ^{13}C-NMR 中能明显观察到两种化合物的 H 和 C 的信号，并且根据信号峰的高低强弱能大致判断两种化合物的含量大小。但应用该方法成本较高，一般在纯度鉴定过程中，开始判断纯度时，可以用熔点、TLC 和 PC，已经较纯时则可以用 GC 和 HPLC，最后就通过解析 NMR 谱图来证实其纯度。

实际实验过程中，应该根据具体的需要，选择相应的方法。每一种鉴定方法有其优点，也有其不足之处，在研究过程中为了证明某个化合物纯度到达测试要求，必须多试验几种纯度鉴定方法。

第七节　设计性实验流程与方案设计

中药（天然药物）化学是药学专业的一门专业基础课，重点讲授天然药物有效成分的结构类型、理化性质、提取分离及结构鉴定方面的知识。设计性实验是在教师的指导下，学生通过查阅文献、收集资料、拟定切实可行的实验方案，在现有实验条件下，提出实验方案，分析实验数据和现象，完成实验报告并提交样品的过程。教师作为导师贯穿始终，这就有了在同一实验室、同一时间同步进行思路不同、方法不同但目的相同的实验教学，达到殊途同归的效果。

一、实验目的

1. 学习查阅天然药物化学国内外文献的方法。

2. 学习整理文献资料、撰写综述的方法。

3. 设计实验方案并进行可行性分析（方案包括目的意义、设计原理、流程、实验方法、时间安排、需要的仪器与试剂）。

4. 将分离得到的单体成分进行结构鉴定。

5. 对单体成分作出纯度鉴定。

6. 对所得数据进行分析并完成实验报告，提交少量的样品。

二、实验内容

1. 选题

在设计性实验项目的选择上，我们遵循的原则是：①药材中目标成分的含量要相对较高，以保证实验的成功率。②设计性实验涉及成分类型应当是学生相对熟悉的一类成分。③设计性实验开始前一个月左右应确定实验题目。

2. 文献查阅和总结

学生以实验小组为单位，根据实验题目查阅相关的文献。

外文文献：检索 SciFinder Scholar、Beilstein、CA、Medline、ACS、Web of Science 数据库等。

中文文献：中国知网、维普、万方、中国药学、中国生物医学数据库等。

要求学会系统查阅国内外文献的方法，有详细的查阅记录及资料，撰写综述，其内容包括：①植物来源、品种、产地、科属及分布等；②植物及其化学成分的临床应用和药理活性研究概况；③主要化合物的名称、熔点、结构、理化性质、提取分离及结构鉴定方法。

3. 实验方案设计

设计实验方案，要求对已经撰写的文献进行充分的交流和讨论，本着节省经费、操作方便、安全无毒的前提下，以组为单位设计实验方案，其内容主要包括：①提取，包括提取方式、所用提取装置、提取溶剂的种类及用量。②分离纯化，包括色谱填料的种类和用量、洗脱剂的种类和比例及用量。③检识手段，包括 UV 特征检识和显色剂检识。④结构鉴定，利用实验室现有的资源，测定化合物的诸如紫外光谱、熔点和质谱等确定结构，如条件允许，可进一步测定待测化合物的核磁共振氢谱和核磁共振碳谱，并与文献数据进行比对。⑤列出所需实验材料，安排实验进度。

4. 实验方案的实施

在具体实验过程中，教师不在课前讲解实验内容与方法，而是根据各组实验中出现的问题与学生进行讨论，及时解决问题。同时鼓励各组之间进行交流，互相学习，共同提高。经过提取、分离等过程获得粗品，通过薄层、熔点等方法简单产品的纯度，并通过光谱数据及标准品对照确定结构，最终获得的单体化合物的质量不得少于5mg。

5. 实验结果讨论

每组先自行整理实验记录，讨论实验结果，总结实验得失。再进行集体讨论，检查实验产品的质量，交流实验操作的经验，比较不同实验方案的优劣。

6. 完成实验报告

对本组实验全过程进行讨论总结，提出本组实验成功与失败之处，评价不同实验方案的优劣，提出可改进之处，完成实验报告。

7. 提交样品

在完成实验报告后，根据分离纯化的结果提交一定质量的样品。

三、实例

补骨脂中补骨脂素和异补骨脂素的分离与鉴定

中药补骨脂为豆科植物补骨脂 *Psoralea corylifolia* 的干燥成熟果实，性温、味辛，具有补肾助阳之功效，在传统的中医临床上常用于治疗肾虚冷泄、阳痿、小便频数、腰膝冷痛、虚寒喘咳等病症。补骨脂为我国分布的唯一一种补骨脂属植物，主要分布于陕西、山西、安徽、浙江、江西、河南、湖北、广东、四川、贵州和云南等地。目前，全国各地多有栽培。现代药理实验研究表明，补骨脂具有多样的生物活性，包括抗肿瘤、雌激素样作用、光敏性、抗氧化、抗菌、保肝、抗抑郁、抗过敏、免疫增强等作用，临床上用于治疗子宫出血、银屑病、白癜风、指甲癣等疾病（这部分实际操作时应具体展开）。到目前为止，已从补骨脂中发现了多种活性成分，包括香豆素类、黄酮类、单萜酚类、甾醇类、挥发油和皂苷等。其中，香豆素类为主要活性成分，包括补骨脂素和异补骨脂素等呋喃香豆素类化合物，具有光敏、抗癌、解痉及止血等作用。

①补骨脂素（psoralen，1），又称补骨脂内酯，分子式 $C_{11}H_6O_3$，分子量 186.16。无色针状结晶（乙醇），mp 189～190℃，有挥发性。溶于甲醇、乙醇、苯、氯仿、丙酮；微溶于水、乙醚和石油醚。

②异补骨脂素（isopsoralen，2），分子式 $C_{11}H_6O_3$，分子量 186.16。无色针状结晶（乙醇），mp 137～138℃，溶于甲醇、乙醇、苯、氯仿、丙酮；微溶于水、乙醚，难溶于石油醚。

③补骨脂甲素（coryfolin，3），又称补骨脂黄酮。分子式 $C_{20}H_{20}O_4$，分子量 324.36。无色针状状结晶，mp 191～192℃。

④补骨脂乙素（isobavachalcone，4），又称补骨脂酮、异补骨脂查尔酮。分子式 $C_{20}H_{20}O_4$，分子量 324.36。黄色片状结晶（甲醇-水），mp 166～167℃。

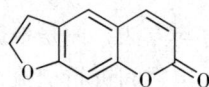

1

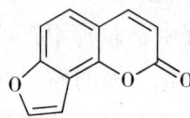

2

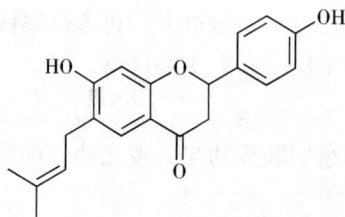

3

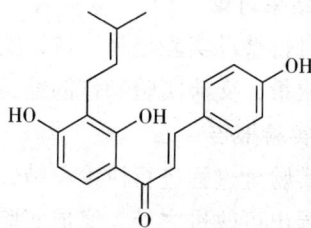

4

目前报道的关于补骨脂素和异补骨脂素的提取方法主要包括浸提法、超声提取法和索氏提取法，而二者的分离主要利用柱层析手段。

1. 实验方案设计

（1）提取方法：根据补骨脂素和异补骨脂素的溶解特性，并考虑操作安全和提取效率，确定采用95%乙醇加热回流提取。完毕，减压回收溶剂后得补骨脂总浸膏。将总浸膏分散在适量水中，依次以石油醚、乙酸乙酯萃取，得石油醚萃取部位和乙酸乙酯萃取部位。根据文献，乙酸乙酯萃取部位含有目标产物。

（2）分离纯化方法：以石油醚–乙酸乙酯（4∶1）为洗脱溶剂，采用硅胶（200~300目）柱色谱对乙酸乙酯部分的化学成分进行分离，分段收集洗脱液。以石油醚–乙酸乙酯（2∶1）为展开剂，采用 TLC 对洗脱液进行检测，并分别合并紫外灯254nm下带蓝色荧光的洗脱液。完毕，回收溶剂，以适量乙醇加热溶解后静置冷却结晶，分别得到补骨脂素和异补骨脂素结晶。

（3）检识：异羟肟酸铁反应；开环闭环实验；荧光检识；薄层检识［石油醚–乙酸乙酯（2∶1）］。

（4）结构鉴定：测定紫外光谱（UV）、红外光谱（IR）和质谱（MS），如有条件，可以进一步测试化合物的核磁共振氢谱（^{1}H-NMR）和碳谱（^{13}C-NMR）。

（5）实验材料清单。

（6）实验进度安排表。

确定实验方案后，提交指导老师审查定稿。

2. 实验记录。

3. 实验论文撰写。

4. 提交样品和实验报告。

第二部分 常见中药（天然药物）化学成分的提取、分离、纯化、鉴定 ▷▷▷▷

实验一 糖和苷类化合物

一、苷类的一般性质实验

（一）目的要求

掌握鉴别苷类的一般方法。

（二）原理

根据苷类的结构特点，从糖部分和苷元部分所具有的反应现象来判断中药（天然药物）中是否含有苷类成分。

（三）鉴别反应及操作

1. 样品溶液的制备

（1）醇浸液的制备 取药材牙皂（*Gleditsia sinenien* Liam）2g，加 95% 乙醇 20mL，温水浴（50℃）浸提 10 分钟，过滤，滤液备用。

（2）水浸液的制备 取药材牙皂 2g，加蒸馏水 20mL，直火加热至沸 3 分钟左右，过滤，滤液备用。

2. 鉴别反应

（1）苷的一般反应

①α-萘酚反应（Molish 反应）：取醇浸液 1mL 置于试管中，加 α-萘酚乙醇液 3 滴，摇匀，沿试管壁缓缓加入浓 H_2SO_4 0.5mL，观察两液界面间出现的颜色。

②菲林反应（Fehing 反应）：取水浸液 2mL，加新配制的菲林试剂 1mL，在沸水浴上加热数分钟，如产生红色氧化铜沉淀，过滤，滤液加入 3mol/L HCl 数滴，使呈酸性，置水浴加热 10 分钟，水解后如产生絮状沉淀，则过滤弃去，滤液加入 10% NaOH 中和，再加入菲林试剂 1mL，水浴上加热 5 分钟，观察是否有黄色、砖红色、棕红色沉淀生成。

③水解反应：取水浸液 5mL 于试管中，加入 3mol/L HCl 1mL，水浴加热 20 分钟，

观察变化。

（2）氰苷的鉴别反应及操作

①苦味酸钠试验：取苦杏仁6粒，研碎，置50mL锥形瓶中，加入5mL 5% H_2SO_4 溶液，混匀塞好，取滤纸条，先滴加饱和苦味酸液浸润，稍干后，再滴加10% Na_2CO_3 液1~2滴浸润，干后悬于盛有上述检液的锥形瓶上部，置水浴上加热10分钟，观察滤纸条的颜色变化。

②普鲁士蓝反应：取少量（二粒）苦杏仁研碎，置试管中加2~3滴水浸湿，立即用10% NaOH浸湿的滤纸将管口包紧，于50℃水浴加热10分钟，在滤纸上加10% Fe_2SO_4 溶液1滴，10% HCl 1滴，1% $FeCl_3$ 1滴，观察其颜色。

3. 注意事项

（1）α-萘酚反应很灵敏，若试液中混入少量滤纸纤维或中药纤维均可生成阳性反应。

（2）苷的一般反应呈阳性反应时，可进行各类苷的鉴定。

二、苦杏仁苷的提取、分离

苦杏仁具降气止咳平喘之功效，含苦杏仁苷、苦杏仁酶。苦杏仁苷的含量一般在3%以上，含油35%。苦杏仁苷（amygdalin）：异名扁桃苷。分子式 $C_{20}H_{27}NO_{11}$，分子量457.42。三水合物为斜方柱状结晶（水中结晶）mp 200℃；无水物 mp 220℃，$[\alpha]_D^{20}$ -42°。1g苦杏仁苷溶于12mL水、900mL乙醇或11mL沸乙醇，易溶于沸水，几乎不溶于乙醚。

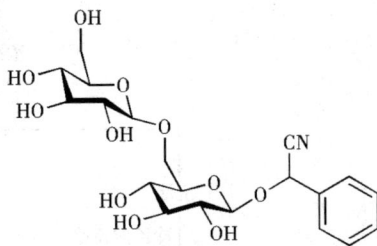

苦杏仁苷

（一）目的要求

1. 掌握种子类药材的脱脂方法。
2. 掌握苦杏仁苷的溶解性能及其苦杏仁苷提取分离方法。

（二）实验原理

乙醇能将苦杏仁苷及部分脂溶性杂质提出，使蛋白质、多糖等水溶性成分留在药材中。苦杏仁苷不溶于乙醚，在苦杏仁苷的饱和乙醇液中加入乙醚，可使苦杏仁苷析出。

（三） 仪器与试剂

仪器：水浴锅、回流提取装置一套、乙醇回收装置一套。

试剂：石油醚、95%乙醇、乙醚。

（四） 提取分离流程

苦杏仁苷的提取分离流程见图 2-1。

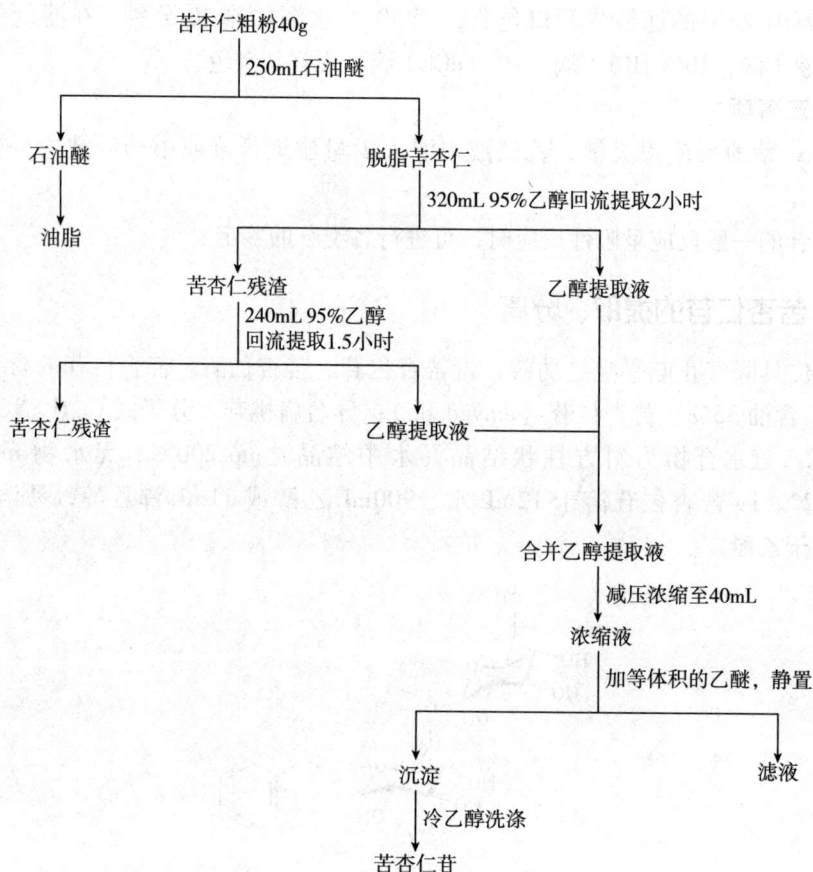

```
              苦杏仁粗粉40g
                   │
                250mL石油醚
         ┌─────────┴─────────┐
      石油醚              脱脂苦杏仁
         │                   │
        油脂          320mL 95%乙醇回流提取2小时
                  ┌──────────┴──────────┐
              苦杏仁残渣            乙醇提取液
                   │
             240mL 95%乙醇
             回流提取1.5小时
         ┌─────────┴─────────┐
     苦杏仁残渣           乙醇提取液 ────┐
                                         │
                                         ▼
                                   合并乙醇提取液
                                         │
                                  减压浓缩至40mL
                                         │
                                      浓缩液
                                         │
                                加等体积的乙醚，静置
                           ┌─────────────┴─────────────┐
                         沉淀                         滤液
                           │
                       冷乙醇洗涤
                           │
                        苦杏仁苷
```

图 2-1 苦杏仁苷的提取分离流程图

实验二 醌类化合物

一、蒽醌类成分的一般性质实验

（一） 目的要求

掌握鉴别蒽醌类成分的一般方法。

（二） 实验原理

酚羟基在碱性溶液中，形成酚氧负离子，其酚氧负离子受羰基影响，氧原子的电子通过共轭效应，转移到羰基氧原子上，形成新的共轭体系，因而发生颜色变化。羟基蒽醌类成分的羟基能与镁离子反应生成橙红、紫红或紫色络合物。

（三） 鉴别反应及操作

1. 供试液的制备

醇提液的制备：取大黄粉末 2g，加 95% 乙醇 20mL，沸水浴回流提取 10 分钟，过滤，得供试液。

2. 操作过程

（1）碱液呈色反应（Bornträger 反应） 取 1mL 醇提液，加入 10% NaOH 溶液 2 滴显红色，加入 0.5mL 30% 过氧化氢溶液红色不褪，加入 10%HCl 酸化后红色褪去，再加 10% NaOH 碱化又显红色。

也可取中药（天然药物）粉末 0.1g，加 5mL 10% H_2SO_4 水溶液，水浴加热 10 分钟，放冷后加入 2~4mL 乙醚振摇，分出乙醚层，用少许水洗，弃去水层，于乙醚层中加入 5mL10% NaOH 摇振，放置，分为二层，醚层基本无色，碱液层呈红色，可能有蒽醌衍生物存在。若碱液层仅显黄色，可分出水层于试管中，加 30% 过氧化氢 1~2 滴，在水浴上加热 10 分钟，如能转为橙红色，即示有蒽醌存在。

（2）醋酸镁反应 取醇提液 1mL，加 1% 醋酸镁甲醇液 3 滴，观察是否产生红色或紫色。

（3）升华试验 取大黄粉末少许，置载玻片，玻片两端各放短木棍一根，然后取一洁净的载玻片，放在小木棍上，注意勿接触下面粉末，再移至三脚架的铁纱网上，小心加热（不使药粉炭化）至玻片有升华物质凝结为止，冷却后取下盖片，使升华物面向上，放置于显微镜下观察，可见黄色针晶或羽毛状晶体，此晶体遇碱呈红色。

二、紫草中醌类成分的提取及初步分离

中药（天然药物）紫草为新疆紫草 *Arnebia euchroma*、紫草 *Lithospermum erythrorhizon* 或内蒙紫草 *Arnebia guttata* 的干燥根，具有抗炎、抗菌、止血及抗癌等作用，可作为治疗烧伤、创伤、痔疮或皮肤溃疡等的外用药。从中分离得到的紫色色素紫草素和异紫草素为其主要有效成分，其结构如下，其侧链上的羟基还可与多种酸形成酯的形式存在于自然界中。

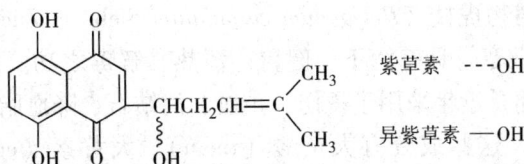

（一） 目的要求

1. 掌握从紫草中提取初步分离醌类成分的方法和操作。
2. 掌握碱提酸沉法提取化合物的原理及操作。

（二） 实验原理

本实验是根据紫草中的醌类化合物具有游离酚羟基，酚羟基与碱成盐而溶于碱水溶液中，酸化后酚羟基游离而沉淀析出的原理来进行提取。

（三） 仪器与试剂

仪器：水浴锅、过滤装置一套、回收装置、干燥器等。
试剂：95%乙醇、氢氧化钠、浓盐酸、pH试纸。

（四） 提取分离流程

从紫草中提取分离紫草素等主要成分流程图见2-2。

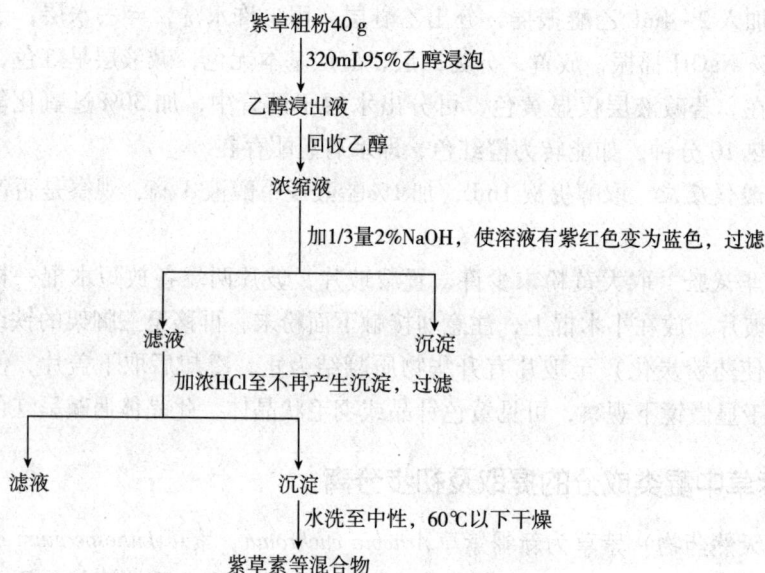

```
            紫草粗粉40 g
              │ 320mL95%乙醇浸泡
            乙醇浸出液
              │ 回收乙醇
            浓缩液
              │ 加1/3量2%NaOH，使溶液有紫红色变为蓝色，过滤
        ┌─────┴─────────────┐
      滤液                  沉淀
        │ 加浓HCl至不再产生沉淀，过滤
    ┌───┴────────────┐
  滤液              沉淀
                    │ 水洗至中性，60℃以下干燥
                  紫草素等混合物
```

图2-2 紫草素等成分提取分离流程图

三、虎杖中蒽醌类化合物的提取、分离与鉴定

虎杖系蓼科蓼属植物虎杖（*Polygonum cuspidatum* Sieb. et Zucc.）的干燥根茎，又名阴阳莲。味苦，性微寒，具有泻下、健胃、清热、解毒之功。民间多用于消炎、杀菌、利尿、通经、镇痛，近年来用于烫伤、止血、消结石、降血脂的治疗。虎杖中含有较大量的蒽醌类成分，这些成分有大黄酸（rhein）、大黄素（emodin）、大黄素甲醚（physcion）、大黄酚（chrysophanol）、蒽苷A（anthraglycoside A，即大黄素甲醚-8-*O*-D-葡

萄糖苷）、蒽苷 B（anthraglycoside B，即大黄素-8-*O*-D-葡萄糖苷）。此外，还含有虎杖苷（polydatin，piceid，即 3,4,5′-三羟基芪-3-β-D-葡萄糖苷）及黄酮类对苯醌长链萜类、多糖等。

（一）　目的要求

1. 学习用 pH 梯度萃取法分离酸性不同的蒽醌类成分的原理及实验方法。
2. 了解蒽醌类成分的一般性质和检识反应。

（二）　实验原理

1. 虎杖中主要成分的物理性质

（1）大黄酚（chrysophanol）　　mp 196℃，能升华。金黄色六角型片状结晶（丙酮）或针状结晶（乙醇），易溶于苯、氯仿、乙醚、乙醇、冰醋酸，可溶于氢氧化钠水溶液及热水溶液，稍溶于甲醇，难溶于石油醚、冷碳酸钠和碳酸氢钠水溶液。

（2）大黄素（emodin）　　mp 256~257℃，能升华。橙黄色长结晶（丙酮中为橙色，甲醇中为黄色），其溶解度如下：在四氯化碳中为 0.01%，在氯仿中为 0.071%，在二硫碳中为 0.009%，在乙醚中为 0.14%，易溶于乙醇，可溶于氨水、碳酸钠和氢氧化钠水溶液，几乎不溶于水。

（3）大黄素-6-甲醚（physion）　　mp 207℃能升华。橙黄色针晶，溶解性与大黄酚相似。

（4）白藜芦醇葡萄糖苷（polydatin，piceid）　　mp 223~226℃（分解）。无色针状结晶。易溶于甲醇、乙醇、丙酮、热水，可溶于乙酸乙酯、碳酸钠和氢氧化钠水溶液，微溶于冷水，难溶于乙醚。

（5）大黄素-6-甲醚-8-D-葡萄糖苷　mp 230~232℃，黄色针晶（甲醇）。

（6）大黄素-β-D-葡萄糖苷　mp 190~191℃，为浅色针晶（乙醇）。

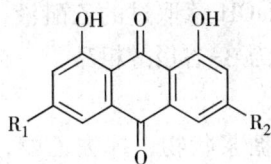

	R_1	R_2
大黄酚	H	CH_3
大黄素	OH	CH_3
大黄素甲醚	OCH_3	CH_3

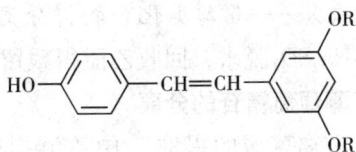

白藜芦醇	R = H
白藜芦醇葡萄糖苷	R = Glc

2. 提取分离原理

（1）用溶剂的极性不同来分离虎杖中脂溶性和水溶性成分。

（2）根据蒽醌类苷元能溶于有机溶剂的性质，用乙醚提取，再利用游离蒽醌类化合物酸性强弱不同，用 pH 梯度法进行分离。

（3）学习提纯亲水苷类（白藜芦醇苷）的方法。

（三）　提取分离方法

1. 乙醇总提取物的制备

取虎杖粗粉 50g，用 90% 以上乙醇回流提取二次（500mL 1 小时；450mL 0.5 小时），合并乙醇液，减压回收乙醇至糖浆状，移入蒸发皿，水浴浓缩至无醇味，得糖浆状物。

2. 总游离蒽醌的提取

将上述糖浆物移至三角瓶，加入 20mL 热水，溶解后放冷加 80mL 乙醚，不断振摇后放置。然后将上层乙醚液倾入另一 500mL 分液漏斗中（切勿将水倒出），糖浆状物再以乙醚同法抽提数次（100mL×1，50mL×1），合并乙醚液（注意将水分离干净）。乙醚液中即为总游离蒽醌，残留物中含有水溶性成分，留在 "4. 白藜芦醇葡萄糖苷的分离" 中继续分离。

3. 游离蒽醌的分离

（1）强酸性成分的分离　上述乙醚液移至分液漏斗中，用 5% $NaHCO_3$ 水溶液（测定 pH 值）萃取数次（40mL×2），合并 $NaHCO_3$ 萃取液，在搅拌下慢慢滴加浓盐酸少量，然后用 6mol/L HCl 调 pH 等于 2，放置，抽滤，水洗沉淀至中性，干燥，得深褐色粉末，为强酸性部分。

（2）中等酸性成分——大黄素的分离　经 $NaHCO_3$ 萃取过的乙醚溶液再用 5% Na_2CO_3 水溶液（测定 pH 值）萃取数次（80mL×1，50mL×1，30mL×1）直至视碱水层萃取液色浅为止，合并 Na_2CO_3 萃取液，加浓 HCl 调 pH 等于 2，放置，抽滤，水洗沉淀至中性，干燥，用丙酮重结晶，称重，计算得率。

（3）弱酸性成分——大黄酚和大黄素-6-甲醚的分离　经 Na_2CO_3 萃取过的乙醚溶液再用 2% NaOH 水溶液（测定 pH 值）萃取 3 次（20mL/次），合并 NaOH 萃取液，同（2）法处理、干燥、得粗品。

（4）中性成分——甾醇类化合物得分离　经 NaOH 萃取过的乙醚液，用水洗至中性，再用无水 Na_2SO_4 脱水，回收乙醚得残留物，即为 β-谷甾醇粗品。

4. 白藜芦醇葡萄糖苷的分离

取 "2. 总游离蒽醌的提取" 中乙醚提取过的糖浆状物，挥去乙醚，置烧杯中加 100mL 水，搅拌混合后，直火加热，煮沸并搅拌约 20 分钟，滤渣再用同法提取 2 次，100mL/次，倾出上清液，放置 48 小时以上，过滤。滤液加活性炭 2g，煮沸 15 分钟，趁热过滤，滤液移至蒸发皿中，水浴浓缩至 20～30mL，移至三角瓶中，冷却后加乙醚 10mL，置冰箱中析晶。用 30%甲醇重结晶，并加少量活性炭脱色，如结晶色深，可再重结晶 1～2 次，得白色结晶。

（四）　鉴定

1. 薄层色谱鉴定

吸附剂：硅胶 G。

对照品：大黄素、大黄酚。

样品：分离所得中等酸性部分、弱酸性部分。

展开剂：石油醚-甲酸乙酯-甲酸（15∶7∶1）。

显色剂：5% KOH 醇溶液显色或氨熏显色。

2. 定性反应

（1）大黄素、大黄酚的显色反应　分别取大黄素、大黄酚少许，乙醇溶解，做如下反应。

①Bornträger 反应：取试液 1mL，滴加 2% NaOH 溶液，观察颜色。

②Mg(Ac)$_2$ 反应：取试液 1mL，滴加 5% Mg(Ac)$_2$ 溶液 2~3 滴，观察颜色。

③耦合反应：取试液 1mL，滴加 0.5mL 5% Na$_2$CO$_3$ 溶液后，滴入新配制的重氮化试剂 1~2 滴，观察颜色。

④Emerson 反应：取试液 1mL，滴加氨基安替比林溶液及铁氰化钾溶液，观察颜色。

（2）白藜芦醇苷的显色反应

①荧光反应：将试液滴在滤纸上，在荧光灯下观察颜色。

②三氯化铁-铁氰化钾反应：将试液滴在滤纸上，喷上述试剂后观察颜色。

③Molish 反应：取试液 1mL，加等体积 10% α-萘酚乙醇液，摇匀，沿试管壁滴加 2~3 滴浓 H$_2$SO$_4$，观察两液界面颜色。

（五）思考题

1. 简述虎杖中蒽醌类成分的分离原理。

2. 根据薄层色谱结果分析大黄素、大黄酚的结构与 R_f 值的关系。

3. 在水与亲脂性有机溶剂萃取时，为什么样品中不能有醇？体会"乙醇总提取液浓缩至无醇味"一句的含义。

4. 试总结萃取操作程序及注意事项。

四、大黄中蒽醌类成分的提取、分离与鉴定

大黄为蓼科植物掌叶大黄 *Rheum palmatum* L. 、唐古特大黄 *R. tanguticum* Maxim. ex Balf. 或药用大黄 *R. officinale* Baill. 的干燥根及根茎。具泻下、健胃、清热解毒等功效，因炮制方法不同，功效各有所主。大黄的主要成分为蒽醌衍生物，总量 3%~5%，以部分游离，大部分与葡萄糖结合成苷的形式存在。大黄的抗菌、抗感染有效成分为大黄酸、大黄素和芦荟大黄素，表现在对多种细菌有不同程度的抑菌作用。药理证明大黄能缩短凝血时间，止血的主要成分为大黄酚。大黄粗提物、大黄素或大黄酸对实验性肿瘤有抗癌活性。此外，结合型的蒽苷是泻下的有效成分，包括蒽醌苷和双蒽醌苷。另外，大黄还含有鞣酸类多元酚化合物，含量在 10%~30% 之间，具止泻作用，与蒽苷的泻下作用恰恰相反。

大黄中主要成分的物理性质：

①大黄酸（rhein）：C$_{15}$H$_8$O$_6$，黄色针状结晶，mp 321~322℃，330℃分解。能溶于

碱、吡啶，微溶于乙醇、苯、氯仿、乙醚和石油醚，不溶于水。

②大黄素（emodin）：$C_{15}H_{10}O_5$，橙黄色针状结晶（乙醇），mp 256~257℃（乙醇或冰乙酸），能升华。易溶于乙醇、碱液，微溶于乙醚、氯仿，不溶于水。

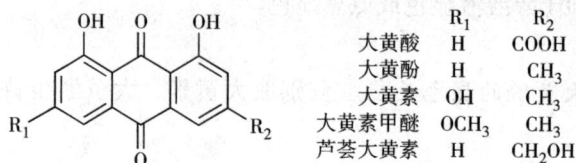

	R_1	R_2
大黄酸	H	COOH
大黄酚	H	CH_3
大黄素	OH	CH_3
大黄素甲醚	OCH_3	CH_3
芦荟大黄素	H	CH_2OH

③芦荟大黄素（aloe-emodin）：$C_{15}H_{10}O_5$，橙色针状结晶（甲苯），mp 223~224℃。易溶于热乙醇，可溶于乙醚和苯，并呈黄色；溶于碱液呈绯色。

④大黄酚（chrysophanol）：$C_{15}H_{10}O_4$，橙黄色六方形或单斜形结晶（乙醇或苯），mp 196~197℃，能升华。易溶于沸乙醇，可溶于丙酮、氯仿、苯、乙醚和冰醋酸，微溶于石油醚、冷乙醇，不溶于水。

⑤大黄素甲醚（physcion）：$C_{16}H_{12}O_5$，砖红色单斜针状结晶，mp 203~207℃，溶于苯、氯仿、吡啶及甲苯，微溶于醋酸及乙酸乙酯，不溶于甲醇、乙醇、乙醚和丙酮。

⑥羟基蒽醌苷类：大黄素甲醚葡萄糖苷（physcion monoglucoside），黄色针状结晶，mp235℃；芦荟大黄素葡萄糖苷（aloe-emodin monoglucoside），mp 239℃；大黄素葡萄糖苷（emodin monoglucoside），浅黄色针状结晶，mp 190~191℃；大黄酸葡萄糖苷（rhein-8-monoglucoside），mp 266~267℃；大黄酚葡萄糖苷（chrysophanol monoglucoside），mp 245~246℃等。

（一）目的要求

1. 掌握蒽醌苷元的提取方法——酸水解法。
2. 掌握缓冲纸色谱的原理及基本操作技术。
3. 掌握 pH 梯度萃取法的原理及操作技术。
4. 通过大黄酚和大黄素甲醚的分离实验，熟悉柱色谱的操作技术。

（二）实验原理

大黄中羟基蒽醌类化合物多数以苷的形式存在，故先用稀硫酸溶液把蒽醌苷水解成苷元，利用游离蒽醌可溶于热氯仿的性质，用氯仿将它们提取出来。由于各羟基蒽醌结构上的不同所表现的酸性不同，用 pH 梯度萃取法分离它们；大黄酚和大黄素甲醚酸性相近，利用其极性的差别，用柱色谱分离。

（三）提取方法及操作流程

1. 大黄中蒽醌类成分提取分离流程

大黄中蒽醌类成分提取分离流程见图 2-3。

2. 大黄中总蒽醌苷元的提取

大黄粗粉100g，加20%硫酸溶液300mL润湿，再加氯仿500mL，回流提取2小时，稍冷后过滤，残渣弃去，氯仿提取液于分液漏斗中，分出酸水层，得氯仿提取液。

3. 大黄中蒽醌苷元的分离和精制

（1）蒽醌类成分的缓冲纸色谱试验　为了验证分离所采用的萃取液是否合理，做如下缓冲纸色谱试验：取层析滤纸3cm×12cm，距下端2cm处划一起始线，向上每隔1.5cm划一平行线，在各条带上依pH由低至高顺次涂布实际所用的各缓冲液及碱液，涂布完后，将湿滤纸夹在两片干滤纸中吸至半干，取样品总蒽醌苷元氯仿提取液点在起始线上，用氯仿上行展开，将结果记录在色谱示意图中（图2-4），并确定选择的萃取剂是否合理。

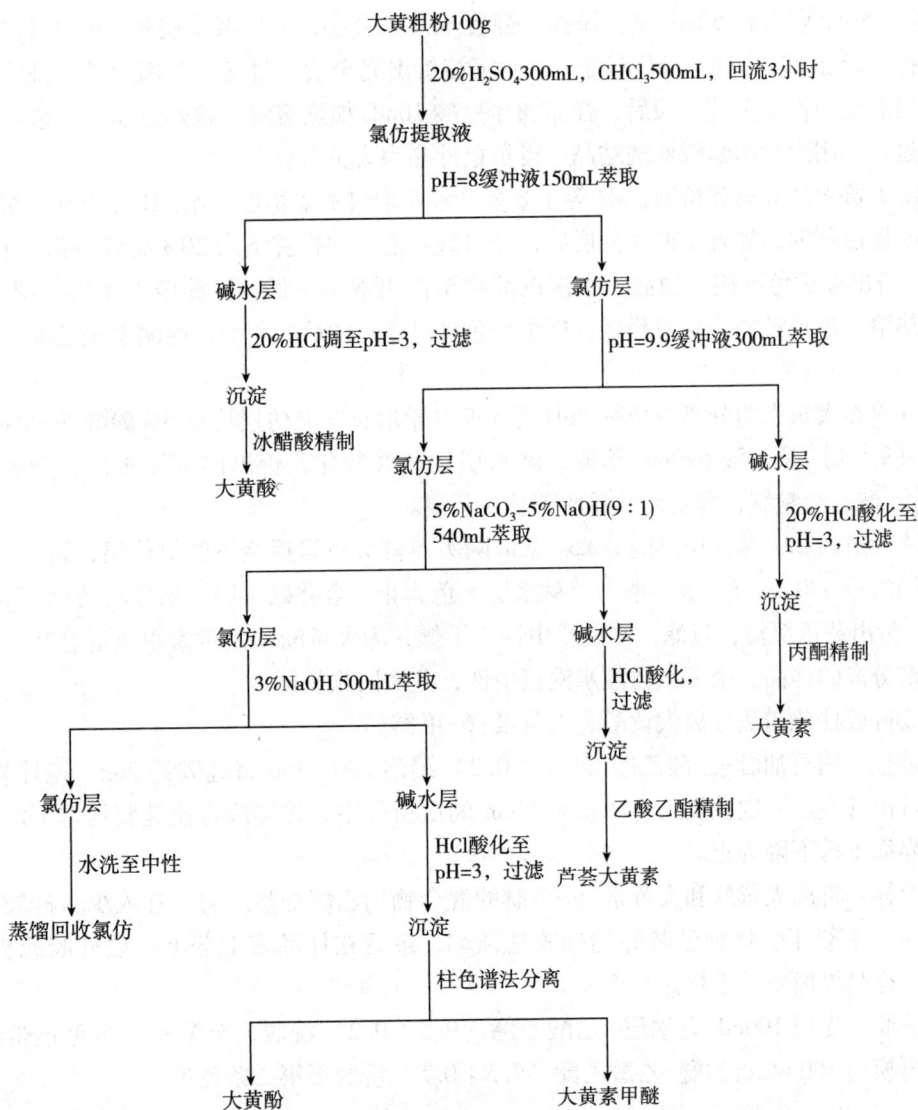

大黄粗粉100g
20%H₂SO₄300mL，CHCl₃500mL，回流3小时
氯仿提取液
pH=8缓冲液150mL萃取

碱水层 → 20%HCl调至pH=3，过滤 → 沉淀 → 冰醋酸精制 → 大黄酸

氯仿层 → pH=9.9缓冲液300mL萃取
氯仿层 → 5%NaCO₃-5%NaOH(9:1)540mL萃取
碱水层 → 20%HCl酸化至pH=3，过滤 → 沉淀 → 丙酮精制 → 大黄素

氯仿层 → 3%NaOH 500mL萃取
碱水层 → HCl酸化，过滤 → 沉淀 → 乙酸乙酯精制 → 芦荟大黄素

氯仿层 → 水洗至中性 → 蒸馏回收氯仿
碱水层 → HCl酸化至pH=3，过滤 → 沉淀 → 柱色谱法分离 → 大黄酚、大黄素甲醚

图2-3　大黄中蒽醌类成分提取分离流程图

3% NaOH
5% Na_2CO_3＝5% NaOH（9∶1）
pH＝9.9
pH＝8
pH＝3
样品

图 2-4　缓冲纸色谱示意图

（2）分离与精制

①大黄酸的分离和精制：将含有总蒽醌的氯仿液 450mL 于 1000mL 分液漏斗中，加 pH 等于 8 的缓冲液 150mL 充分振摇，静置至彻底分层，分出碱水层置 250mL 烧杯中，在搅拌下滴加 20%盐酸至 pH 等于 3，待沉淀析出完全后，过滤，并用少量水洗沉淀物至洗出液呈中性，沉淀干燥后，样品加冰醋酸 10mL 加热溶解，趁热过滤，滤液放置析晶，过滤，用少量冰醋酸淋洗结晶，得黄色针晶为大黄酸。

②大黄素的分离和精制：pH 等于 8 缓冲液萃取过的氯仿层，用 pH 等于 9.9 缓冲液 300mL 振摇萃取，静置至彻底分层后，分出碱水层，在搅拌下用 20%盐酸酸化至 pH 等于 3，析出棕黄色沉淀，抽滤，水洗沉淀物至洗出液呈中性，沉淀经干燥后，用 15mL 丙酮热溶，趁热过滤，滤液静置，析出橙色针晶，过滤后，用少量丙酮淋洗结晶，得大黄素。

③芦荟大黄素的分离与精制：pH 等于 9.9 萃取过的氯仿层再加 5%碳酸钠-5%氢氧化钠（9∶1）碱水液 540mL 萃取，碱水层加盐酸酸化，析出的沉淀水洗，干燥，用 10mL 乙酸乙酯精制，得黄色针晶的芦荟大黄素。

④大黄酚和大黄素甲醚的分离：萃取除去芦荟大黄素后余下的氯仿层，再用 3%氢氧化钠溶液 500mL 分二次萃取，至碱水层无色为止，合并碱水层，加盐酸酸化至 pH 等于 3，析出黄色沉淀，过滤，水洗至中性，干燥，为大黄酚和大黄素甲醚混合物，留作柱色谱分离的样品。余下氯仿液水洗至中性，蒸馏回收氯仿。

⑤硅胶柱色谱法分离大黄酚、大黄素-6-甲醚。

装柱：用石油醚-乙酸乙酯（9.8∶0.2）浸泡 200～300 目硅胶约 20g，搅拌均匀，尽量赶出气泡。一次性倒入 1.8cm×28cm 的层析柱中，轻轻敲打使硅胶均匀下沉，至硅胶界面不再下降为止。

上样：将离大黄酚和大黄素-6-甲醚的混合物用乙醇加热溶解，拌入少量硅胶，水浴 60℃左右烘干，加到已装好的硅胶柱顶端，最后在样品带上盖上一层硅胶或棉花，以保护样品界面不受干扰。

洗脱：先用 100mL 石油醚-乙酸乙酯（9.8∶0.2）洗脱，至第一条黄色色带洗下来，再换用 100mL 石油醚-乙酸乙酯（9.5∶0.5）洗脱下第二条色带。

（四）　鉴定

1. 蒽醌类成分化学鉴定

（1）**碱液试验**　分别取各蒽醌结晶数毫克置于小试管中，加 2% 氢氧化钠溶液 1mL，观察颜色变化。凡有互成邻位或对位羟基的蒽醌呈蓝紫至蓝色，其他羟基蒽醌呈红色。

（2）**醋酸镁试验**　分别取蒽醌结晶数毫克，置于小试管中，各加乙醇 1mL 使溶解，滴加 0.5% 醋酸镁乙醇溶液，观察颜色变化。

2. 色谱鉴定

吸附剂：硅胶 G。

点样：提取的大黄酸、大黄素、芦荟大黄素、大黄酚、大黄素甲醚的氯仿溶液及各对照品氯仿溶液。

展开剂：石油醚-乙酸乙酯-乙酸（15∶5∶1）上层溶液。

展开方式：上行展开。

显色：在可见光下观察，记录黄色斑点出现的位置，然后用浓氨水熏或喷 5% 醋酸镁甲醇溶液，斑点显红色。

观察记录：记录图谱并计算 R_f 值。

实验三　香豆素和木脂素

一、香豆素类成分的一般性质实验

（一）　目的要求

掌握鉴别香豆素类成分的一般方法。

（二）　实验原理

香豆素的 α-吡喃酮环具有 α,β-不饱和内酯环结构，在稀碱水中加热，内酯环打开，生成顺邻羟基桂皮酸的盐，溶于碱水中成澄明的溶液。顺邻羟基桂皮酸不易游离存在，其盐的水溶液一经酸化即闭环成为原来的内酯，沉淀析出。香豆素类具有内酯环，在碱性条件下可开环，与盐酸羟胺缩合成异羟肟酸，然后在酸性条件下可与三价铁离子络合而显紫红色。酚羟基的邻对位无取代时，可与重氮化试剂生成红色至紫红色的偶氮染料。香豆素的羟基衍生物在紫外光下大多能显出蓝色或紫色荧光，加碱后荧光更为显著。

（三）　鉴别反应及操作

1. 供试液的制备

取秦皮 6g 剪碎，加入 95% 乙醇 20mL，沸水浴回流提取 10 分钟，过滤，得供试液。

2. 鉴别反应

（1）开环闭环实验　取供试液 2mL，加 1%NaOH 溶液 1mL，于沸水中加热 3~4 分钟，观察液体是否比未加热时清晰（若为混浊液，则放冷过滤后继续操作），再加入 5% HCl 酸化，液体是否变混浊，再加 5% NaOH 碱化，是否又清晰（若仍为混浊液，可在水浴上加热 3~4 分钟再观察）。

（2）异羟肟酸铁反应　取供试液 5mL 于蒸发皿中，水浴上挥干，加入 0.5mL 盐酸羟胺的饱和乙醇液，再加入 NaOH 饱和乙醇液使呈强碱性（pH 等于 10~11），并转入试管中，加热（反应开始时产生气泡），冷却，用 5% HCl 使呈弱酸性（pH 等于 6）倾入比色盘中，沿壁加入 1% FeCl₃ 溶液 2 滴，约半分钟后，观察出现的颜色。

（3）重氮化反应　取供试液 1mL 加等量的 3% Na₂CO₃ 溶液于水浴之上煮沸 3 分钟，冰水中冷却后加入新配制的重氮化剂 1~2 滴，观察颜色。

（4）荧光反应　取中药 2g，加蒸馏水 20mL，煮沸 2~3 分钟，过滤，取此水提取液各 2mL 分别置于 2 支试管中，一管加 10% 氨水 2 滴，一管加 10% NaOH 2 滴，同时在荧光灯下观察其荧光。

二、秦皮中七叶苷与七叶内酯的提取、分离及鉴定

秦皮为木犀科白蜡树属植物白蜡树（*Fraxinus chinensis* Roxb）、苦枥白蜡树（*F. rhynchophylla* Hance）或宿柱白蜡树（*F. stylosa* Lingelsh）的树皮。味苦，性微寒。具有清热、燥湿、收涩作用。主治湿热痢疾、目赤肿痛等。

秦皮中含有七叶苷、七叶内酯、秦皮苷及秦皮素等多种香豆素类化合物，此外还有鞣质、皂苷等。其中香豆素类多有抗菌消炎的生理活性，七叶苷和七叶内酯对细菌性痢疾、急性肠炎有较好的治疗效果，兼有退热作用，毒性小，几乎无苦味，适于小儿服用。

秦皮中主要成分的性质介绍如下：

①七叶苷：浅黄色针状结晶。易溶于热水，可溶于乙醇，微溶于冷水，难溶于乙酸乙酯，不溶于乙醚、氯仿，在稀酸中可水解，水溶液有蓝色荧光。

②七叶内酯：黄色针状结晶，mp 276 ℃。易溶于沸乙醇及氢氧化钠液，可溶于乙酸乙酯，稍溶于沸水，几不溶于乙醚、氯仿。

③秦皮苷：黄色针状结晶，mp 205 ℃。微溶于冷水，易溶于热水及热乙醇，不溶于乙醚。

④秦皮素：片状结晶，mp 227~228 ℃。溶于乙醇，微溶于乙醚、沸水。

（一）目的要求

1. 掌握七叶苷与七叶内酯的提取分离方法。
2. 熟悉七叶苷与七叶内酯的化学检识和薄层鉴定方法。

（二）实验原理

七叶苷、七叶内酯均能溶于沸乙醇，可用沸乙醇将两者提取出来，利用两者在乙酸

乙酯中的溶解性不同而分离。

（三） 仪器与试剂

仪器：索氏提取器、分液漏斗、硅胶 G 薄层板、紫外光灯（254 nm）。

试剂：95% 乙醇、氯仿、乙酸乙酯、1% 三氯化铁试剂、重氮化对硝基苯胺试剂。

（四） 提取方法及操作流程

七叶苷与七叶内酯的提取分离流程见图 2-5。

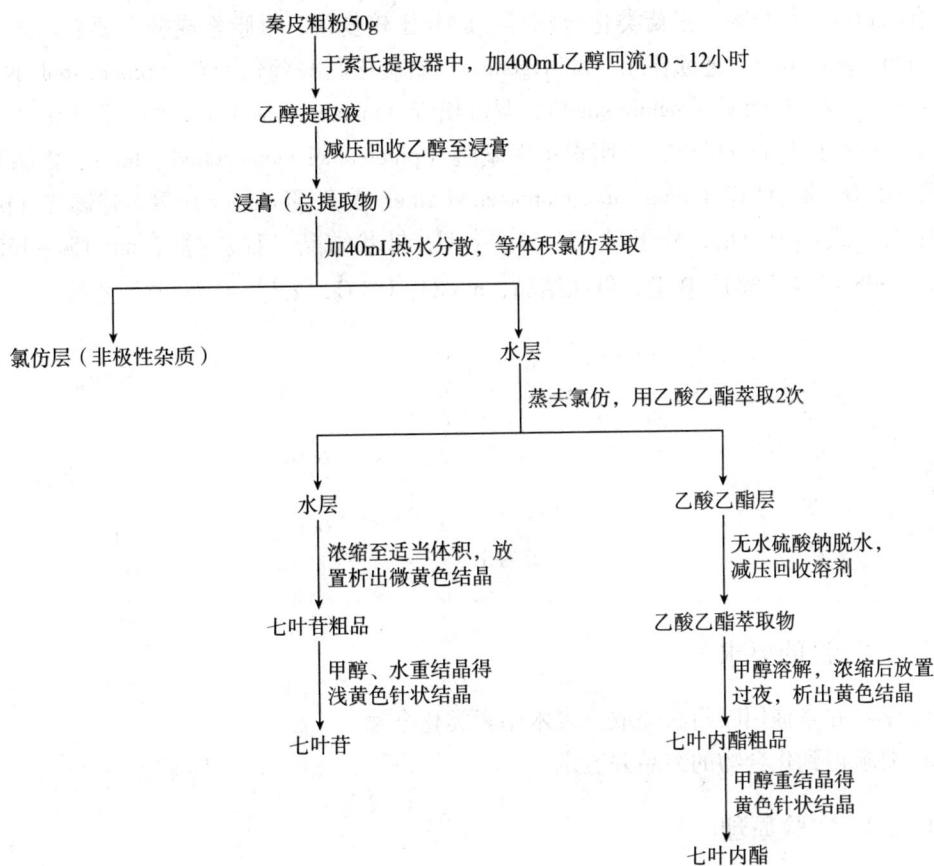

```
                    秦皮粗粉50g
                         │ 于索氏提取器中，加400mL乙醇回流10～12小时
                    乙醇提取液
                         │ 减压回收乙醇至浸膏
                    浸膏（总提取物）
                         │ 加40mL热水分散，等体积氯仿萃取
        ┌────────────────┴────────────────┐
   氯仿层（非极性杂质）                      水层
                                            │ 蒸去氯仿，用乙酸乙酯萃取2次
                        ┌───────────────────┴───────────────────┐
                       水层                                  乙酸乙酯层
                         │ 浓缩至适当体积，放               │ 无水硫酸钠脱水，
                         │ 置析出微黄色结晶                 │ 减压回收溶剂
                    七叶苷粗品                          乙酸乙酯萃取物
                         │ 甲醇、水重结晶得                 │ 甲醇溶解，浓缩后放置
                         │ 浅黄色针状结晶                   │ 过夜，析出黄色结晶
                      七叶苷                            七叶内酯粗品
                                                            │ 甲醇重结晶得
                                                            │ 黄色针状结晶
                                                         七叶内酯
```

图 2-5　秦皮中七叶苷与七叶内酯的提取分离流程图

（五） 鉴定

1. 化学检识

取七叶苷、七叶内酯各少许分别置试管中，加乙醇 1mL 溶解，加 1% $FeCl_3$ 溶液 2～3 滴，显暗绿色，再滴加浓氨水 3 滴，加水 6mL，日光下观察显深红色。

2. 薄层鉴定

吸附剂：硅胶 G。

样品：七叶苷、七叶内酯对照品及自制七叶苷、七叶内酯的甲醇溶液（浓度均为1%）。

展开剂：甲酸-甲酸乙酯-甲苯（5：4：1）。

显色：紫外灯254nm下观察，七叶苷为灰色荧光，七叶内酯为灰褐色。

三、连翘苷的提取、分离与鉴定

连翘为木犀科植物连翘〔*Forsythia suspense*（Thunb.）Vahl.〕的干燥成熟果实。产于我国东北、华北、长江流域至云南，野生栽培均有。连翘根及连翘叶亦供药用。连翘中主要含有木脂素类化合物、三萜类化合物等，成分比较复杂。木脂素成分主要有：连翘苷（forsythin，phillyrin）、连翘苷元（phillygenin）、右旋松脂醇葡萄糖苷（pinoresinol-β-D-glucoside）、罗汉松脂素（matairesinol）、罗汉松苷（matairesinoside）、牛蒡子苷元（arctigenin）、牛蒡子苷（arctiin）、松脂素单甲基醚（pinoresinol monomethyl ether）、松脂素单甲基醚-β-D-葡萄糖苷（pinoresinol monomethyl ether-β-D-glucoside）等。连翘苷（phillyrin）：分子式 $C_{27}H_{34}O_{11}$，分子量534.54。α型，针状结晶（稀乙醇），mp 154~155℃，$[\alpha]_D^{20}$ = +48.4°（乙醇）。β型，针状结晶，mp 84~185℃，$[\alpha]_D^{20}$ =+48.5°（乙醇）。

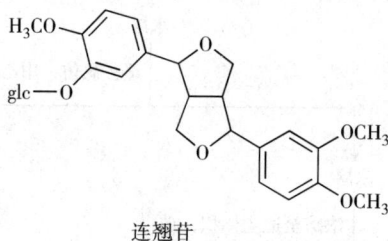

连翘苷

（一）目的要求

1. 学习并掌握用吸附法提取分离木脂素类化合物。
2. 要求得到化合物的纯品并鉴定。

（二）实验原理

利用苷极性比较大的特点，用极性的溶剂进行提取。

（三）仪器与试剂

仪器：水浴锅、试管、烧杯、滤纸、电炉、回流装置一套、过滤装置一套。

试剂：碳酸钙、95%乙醇、氧化镁、硫酸、氢氧化钠、三氯化铁、苦味酸试剂、α-萘酚试剂、菲林试剂。

（四） 提取分离流程

从连翘中提取分离连翘苷的流程见图 2-6。

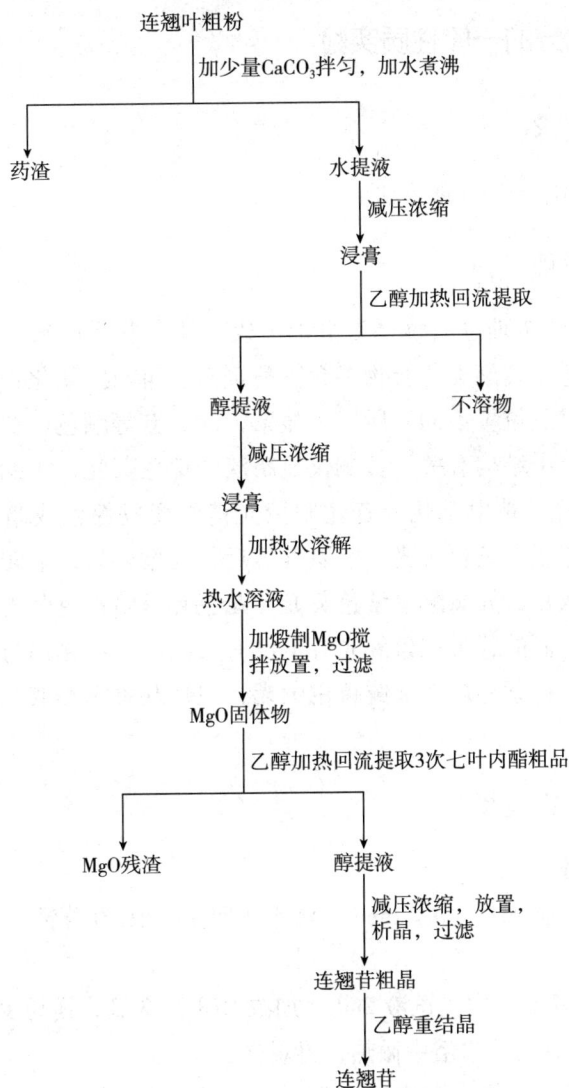

连翘叶粗粉

加少量CaCO$_3$拌匀，加水煮沸

药渣　　　　水提液

减压浓缩

浸膏

乙醇加热回流提取

醇提液　　　　不溶物

减压浓缩

浸膏

加热水溶解

热水溶液

加煅制MgO搅
拌放置，过滤

MgO固体物

乙醇加热回流提取3次七叶内酯粗品

MgO残渣　　　　醇提液

减压浓缩，放置，
析晶，过滤

连翘苷粗晶

乙醇重结晶

连翘苷

图 2-6　连翘中提取分离连翘苷流程图

（五） 色谱鉴定

样品：自制连翘苷及连翘苷对照品。

吸附剂：硅胶 G。

展开剂：乙醇乙酯-甲醇（19∶1）。

显色：①茴香醛浓硫酸试剂，110 ℃加热 5 分钟。②碘蒸气显色。③紫外灯 254nm 下观察。④喷以 10% SbCl$_3$氯仿溶液试剂，100 ℃加热 10 分钟后，紫外灯下观察。

实验四　黄酮类化合物

一、黄酮类成分的一般性质实验

（一）目的要求

掌握鉴别黄酮类成分的一般方法。

（二）实验原理

盐酸-镁粉反应的机理过去解释为由于生成了花色苷元所致，现在认为是因为生成了碳正离子而显色。黄酮类化合物多含有酚羟基，可与三氯化铁试剂反应，因分子中所含的酚羟基数目及位置不同，所以可显紫、绿、蓝等颜色。黄酮类化合物在紫外光下产生的荧光与分子结构有关。黄酮仅显暗淡的棕色荧光，黄酮醇呈黄色或黄绿色荧光，黄酮醇的 C_3 羟基被甲基化或苷化则荧光消失变成棕色或暗棕色，查耳酮和橙酮类成分呈深黄棕或亮黄色荧光，经氨气熏后，在紫外灯光下转变为橙红色，借此可与黄酮醇类进行区别。异黄酮呈紫色荧光，花色苷呈暗棕色荧光，二氢黄酮、二氢黄酮醇和黄烷醇及它们的苷类在紫外光灯下没有荧光。三氯化铝与黄酮类化合物生成的络合物多为黄色，在紫外灯下显鲜黄色荧光，但羟基黄酮醇或二羟基黄酮醇显天蓝色荧光。

（三）鉴别反应及操作

1. 供试液的制备

取黄芩粗粉 2g，加 95% 乙醇 25mL，沸水浴回流提取 20 分钟，过滤，得供试液。

2. 鉴别反应

（1）盐酸-镁粉反应　取供试液 2mL，加浓 HCl 2~3 滴，镁粉少许，观察有无红色反应，如反应不明显，可置水浴中微热，再观察之。

（2）三氯化铁显色反应　取供试液 2mL，加三氯化铁试液 0.5mL，观察所产生的颜色。

（3）荧光试验　将供试液滴在三张滤纸片上，在紫外灯下观察有无荧光，然后分别作下述实验。

①喷以 1% $AlCl_3$ 之后，于紫外灯下观察荧光是否加强。

②用氨气熏，是否产生棕黄色荧光斑点。

③喷以 $FeCl_3$ 的乙醇液，观察斑点颜色。

（4）与金属盐类的作用　取供试液 2mL，加三氯化铝溶液 5 滴，是否产生亮黄色反应。

二、槐米中芦丁的提取、分离与鉴定

提取原料为豆科植物槐（*Sophora japonica* L.）的花蕾，称之为槐米，所含主要成分为芦丁（rutin），含量为 10%~20%。

芦丁为浅黄色粉末或极细微淡黄色针状结晶，含有 3 分子结晶水，mp 176~178℃，无水物 mp 214~215℃（分解），可溶于沸水、甲醇、乙醇、吡啶，难溶于乙醚、氯仿、石油醚、丙酮等溶剂，易溶于碱水溶液、酸化后又析出，可溶于浓 H_2SO_4，加水稀释后又析出。

芦丁苷元槲皮素（quercetin），系黄色结晶，含两分子结晶水的槲皮素，mp 313~314℃，无水物 mp316℃，易溶于甲醇、乙醇、乙酸乙酯、冰乙酸、吡啶、丙酮等，难溶于苯、氯仿、石油醚、水。

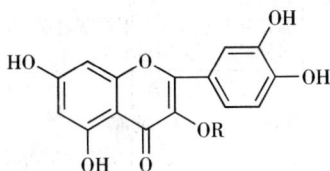

槲皮素　R = H

芦丁　R = 芸香糖

（一）目的要求

1. 掌握碱提酸沉法提取黄酮苷的原理与方法。
2. 掌握黄酮苷及苷元的鉴别方法。

（二）实验原理

利用芦丁的苷元含有多个酚羟基，显一定酸性，易溶于碱而难溶于酸的特点，将其从植物材料中提取出来。

（三）仪器与试剂

仪器：天平、烧杯、布氏漏斗、量筒、锥形瓶、试管、玻棒、蒸发皿、水浴锅、滴管、展开槽、冷凝管。

试剂：槐米、镁粉、氧化钙、醋酐、95%乙醇、浓盐酸、浓硫酸。

（四）提取分离流程

从槐米中提取分离芦丁的流程见图 2-7。

槐米粗粉40g

加入盛有250mL沸水烧杯中煮沸2~3分钟，再加入
石灰乳调至pH=9，保持该pH值，微沸60分钟，随
时补充失去的水分，趁热用棉花抽滤

滤液　　　　　　　　药渣

加入150mL水，调pH=9，煮沸
20分钟，趁热抽滤

滤液　　　　　　　　药渣（弃）

合并滤液，保持在60℃下，用浓HCl调pH=4~5，放置，
析出沉淀，抽滤

滤液（弃）　　　　　沉淀（芦丁粗品）

加150mL蒸馏水，用石灰乳调至pH=8，煮
沸5分钟，趁热抽滤

不溶物（弃）　　　　滤液

用浓HCl调pH=4~5，放置
18小时，析出沉淀抽滤

沉淀　　　　　　　　滤液（弃）

水洗至洗液呈中性，60℃干燥

精制芦丁

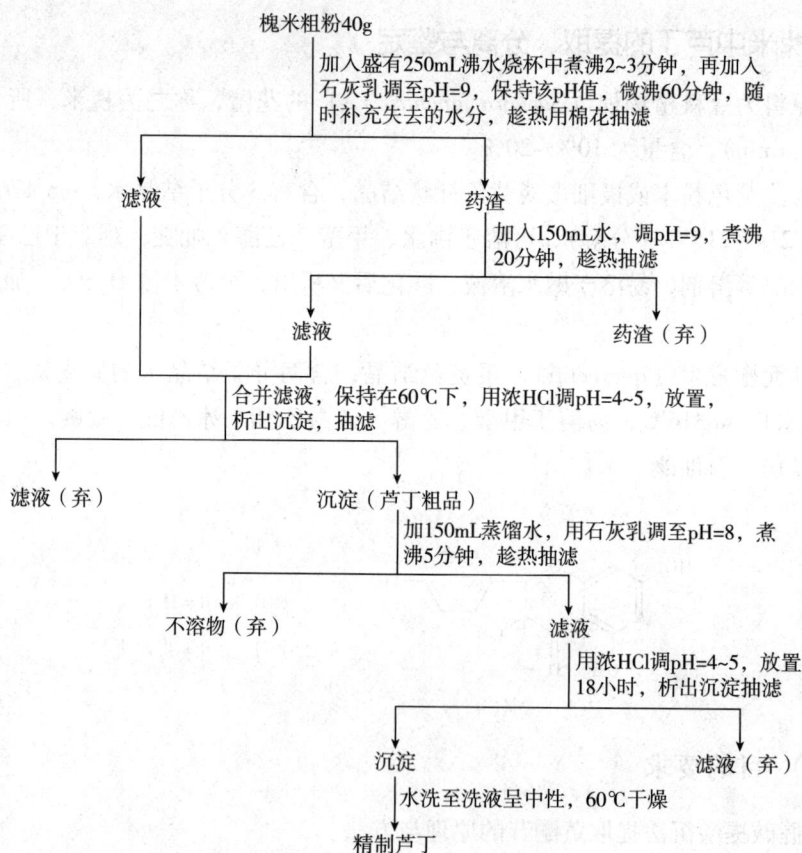

图 2-7　槐米中芦丁提取分离流程图

（五）苷和糖鉴定方法

1. 芦丁的水解及葡萄糖、鼠李糖的鉴定

（1）酸水解和苷元的分离　槲皮素的精制流程见图 2-8。

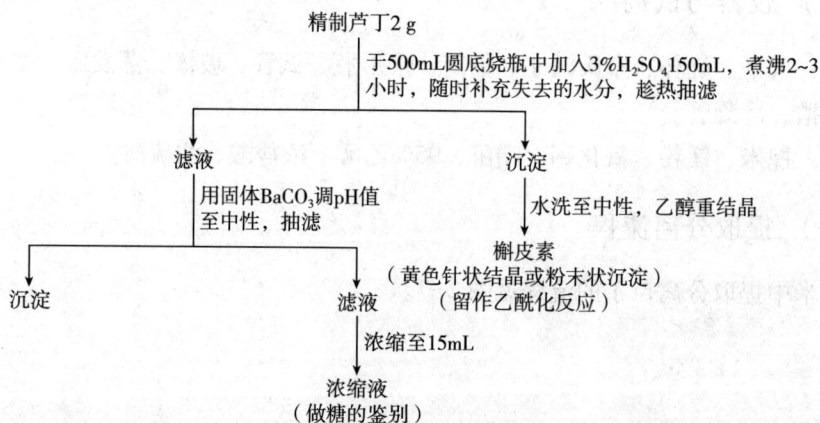

精制芦丁2 g

于500mL圆底烧瓶中加入3%H₂SO₄150mL，煮沸2~3
小时，随时补充失去的水分，趁热抽滤

滤液　　　　　　　　沉淀

用固体BaCO₃调pH值　　　水洗至中性，乙醇重结晶
至中性，抽滤

沉淀　　　　　　　　槲皮素
　　　　　　　　（黄色针状结晶或粉末状沉淀）
滤液　　　　　　（留作乙酰化反应）

浓缩至15mL

浓缩液
（做糖的鉴别）

图 2-8　槲皮素的精制流程图

（2）糖的鉴别

样品：浓缩液。

标准品：Ⅰ. 标准葡萄糖液。

　　　　Ⅱ. 标准鼠李糖液。

支持剂：层析滤纸 30cm×5cm。

展开剂：正丁醇-乙酸-水（4∶1∶5）上层，上行法展开。

显色剂：苯胺-邻苯二甲酸盐试剂，喷后 105 ℃，烘 10 分钟，显棕色斑点。

2. 槲皮素的乙酰化及芦丁、槲皮素的鉴定

（1）槲皮素的乙酰化　槲皮素的乙酰化流程见图 2-9。

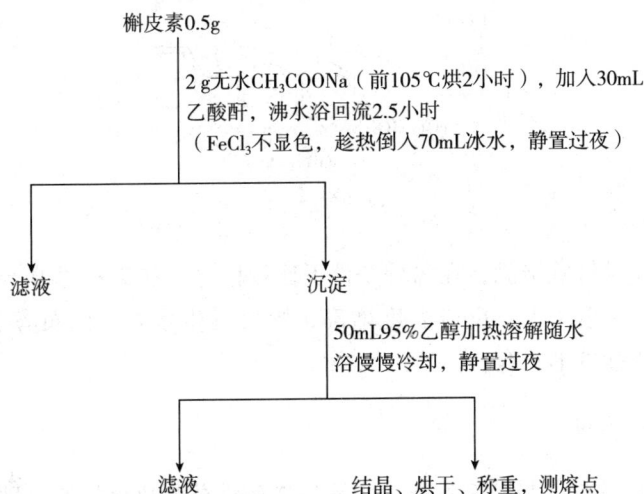

槲皮素0.5g

2 g无水CH$_3$COONa（前105℃烘2小时），加入30mL
乙酸酐，沸水浴回流2.5小时
（FeCl$_3$不显色，趁热倒入70mL冰水，静置过夜）

滤液　　　　　　沉淀

50mL95%乙醇加热溶解随水
浴慢慢冷却，静置过夜

滤液　　　　　结晶、烘干、称重，测熔点

图 2-9　槲皮素的乙酰化流程图

（2）纸层析法鉴定芦丁及槲皮素

样品：Ⅰ. 芦丁。

　　　Ⅱ. 槲皮素。

标准品：Ⅰ. 芦丁标准品。

　　　　Ⅱ. 槲皮素标准品。

支持剂：层析滤纸 30cm×5cm。

展开剂：正丁醇-乙酸-水（4∶1∶5）上层，上行法展开。

显色剂：a. 可见光下呈黄色斑点。

　　　　b. 紫外光下可见荧光斑点。

　　　　c. 氨气熏后再观察。

（3）颜色反应

①莫里希（Molish）反应：用提取的芦丁少许（数微克）于试管中，加 0.5mL 乙醇溶解，再加入 α-萘酚试剂几滴，后沿管壁加入浓 H$_2$SO$_4$0.5mL，观察两液面处有无紫红色出现。

②盐酸镁粉反应：取样品少许，加入稀乙醇热解，加镁粉少许，滴加浓 HCl 数滴，溶液呈红色，表明有黄酮类化合物。

③FeCl₃反应：取样品少许，溶于水或乙醇中，加 1% FeCl₃醇液 1 滴，观察颜色变化。

三、沸水法提取黄芩苷

黄芩苷（baicalin）是常用中药黄芩 *Scutellaria baicalensis* Georgi 的主要有效成分之一。有清热泻火之功，是抗菌消炎针剂"银黄针"的主要成分。苷元为 5,6,7-三羟基黄酮，又称为黄芩苷元，7 位上羟基与葡萄糖醛酸缩合成苷，其结构式如下：

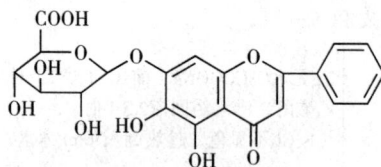

黄芩苷

黄芩苷为淡黄色针状结晶，在稀酸条件下比较稳定，在 2% 的 H_2SO_4 水溶液中不会发生水解，但硫酸浓度增大、反应温度增高，则可发生水解。因黄芩苷分子中含有羧基，在植物中常以盐的形式存在。

（一） 目的要求

1. 通过黄芩苷的提取与精制掌握沸水法提取酸性黄酮化合物的原理及操作。
2. 获得两个化合物：黄芩苷、黄芩苷元。

（二） 实验原理

黄芩苷因显一定的酸性而成盐，通常采用沸水法提取，再将提取液调成酸性，黄芩苷在酸性溶液中析出，经过滤处理可与其他杂质分开。

（三） 仪器与试剂

仪器：烧杯、锥形瓶、布氏漏斗、试管、玻棒、蒸发皿、玻璃漏斗、干燥器、水浴锅、滴管、分液漏斗、展开槽、托盘天平。

试剂：黄芩、镁粉、10% α-萘酚乙醇溶液、95%乙醇、Ba（OH）₂、2% AlCl₃乙醇溶液、浓硫酸、浓盐酸、10% H_2SO_4、40% NaOH、葡萄糖醛酸对照品。

（四） 提取分离流程

从黄芩中提取分离黄芩苷的操作流程，见图 2-10。

黄芩粗粉50 g

加水煮沸提取2次，每次1小时

残渣（弃去）　　　　滤液

加HCl调至pH=2，在80℃保温
半小时，静置，放冷

沉淀　　　　　　滤液（弃去）

加适量水搅匀，加NaOH调至pH=7，
加适量乙醇溶解，过滤

滤液　　　　　　残渣（弃去）

加HCl调至pH=2，充分搅拌，
在50℃保温半小时，过滤

滤液（弃去）　　　　沉淀

水洗，50%乙醇洗涤

黄芩苷粗品

以6~7倍量95%乙醇洗涤，干燥

黄芩苷纯品

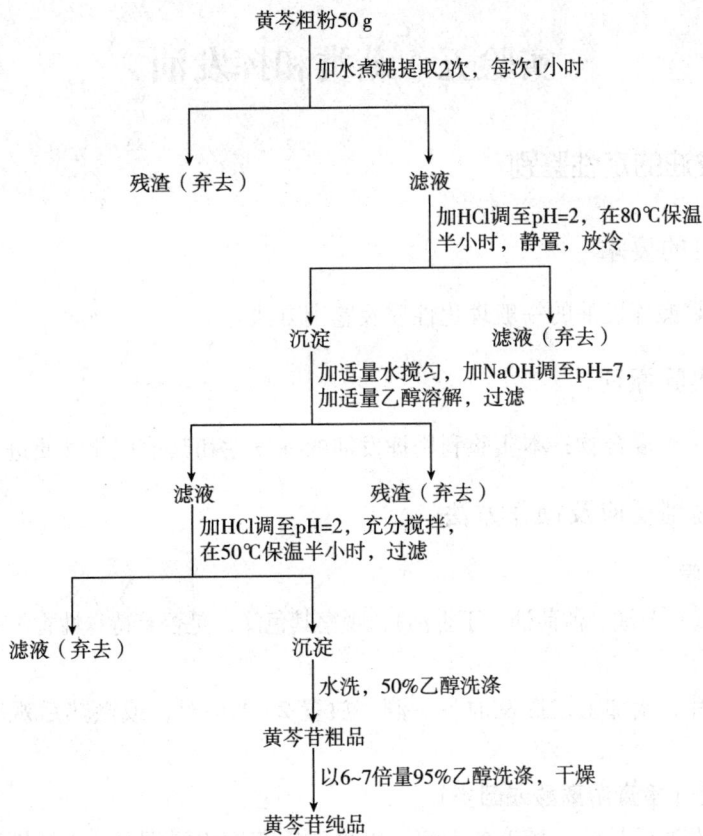

图 2-10　黄芩苷提取分离流程图

（五）　黄芩苷水解、糖与苷元的鉴定

1. 水解方法

精密称取黄芩苷 1g（±0.01g），加 10% 硫酸 100mL，加热煮沸 1~1.5 小时，放冷静置，过滤。所得沉淀用少许水洗除酸，干燥称重，然后用乙醇（95% 大约 10mL）结晶，即得苷元。

2. 糖的鉴定

取上述水解母液 20mL 小心用 $Ba(OH)_2$（1~1.5g，并预先用 10mL 水调至成乳液）中和至中性，过滤出 $BaSO_4$ 沉淀，滤液用热水浴小心浓缩至 1mL 备用。取 1 张圆形滤纸，用铅笔画出通过圆心的两条直线将滤纸分成 4 份，对角点样法两次将样品、葡萄糖醛酸对照品溶液点于距圆心一定距离（>0.5cm）处，并用滤纸芯通过圆滤纸的圆心，借助滤纸芯的毛细作用，用正丁醇-醋酸-水（4∶1∶5）上层溶液作径向展开。

3. 显色剂

邻苯二甲酸苯胺，喷洒后在 105℃ 下加热数分钟，观察结果并记录。

实验五 萜类和挥发油

一、挥发油的定性鉴别

（一） 目的要求

通过实验掌握挥发油的一般理化性质及鉴别方法。

（二） 实验原理

挥发油是一类混合物，本实验利用挥发油的挥发性和其他理化性质进行鉴别。

（三） 鉴别反应及操作方法

1. 外观性质

取挥发油（松节油、薄荷油、丁香油），观察其色泽，是否有特殊性香气和辛辣烧灼感。

2. 挥发性

取滤纸一片，滴加上述挥发油各一滴，放置 2~4 小时，或微热后观察滤纸上有无清晰的油迹。

3. pH 检查（检查游离酸或酚类）

取上述挥发油样品的乙醇液各 1 滴，以预先用蒸馏水浸湿的 pH 试纸进行检查。如呈酸性示有游离的酸或酚类化合物存在。

4. 荧光素试验

将上述挥发油样品乙醇液分别滴于 3 张滤纸上，喷洒 0.05% 荧光素水溶液，然后将纸片暴露在碘蒸气中，观察其背景和斑点的颜色变化，并说明反应的原理。含有未饱和双键呈黄色斑点，很快变为淡红色。

5. 香草醛-60%H_2SO_4试验

将上述挥发油样品乙醇液各滴 1 滴于滤纸上，喷以新制的 0.05% 香草醛的 60%H_2SO_4溶液，观察斑点所呈现的颜色，若斑点显黄棕、红、蓝色，表明含挥发油。

6. $FeCl_3$试验（检查酚类）

取上述挥发油样品各 1 滴，溶于 1mL 溶液乙醇中，加入 1% $FeCl_3$乙醇液 1~2 滴，观察之，如显蓝紫色或绿色，亦含有酚类化合物。

7. 苯肼试验（检查醛、酮类）

取 2,4-二硝基苯肼试剂 1~2mL，加 1 滴样品，用力振摇，如有醛酮化合物，应析出黄~橙红色沉淀，如无反应，放置 15 分钟后再观察。

8. 溴反应（检查薁类）

取上述挥发油样品各 1 滴，分别溶于 1mL $CHCl_3$中，加入 5% 溴的 $CHCl_3$液，溴色退掉，表面含不饱和双键化合物，继续加溴 $CHCl_3$液，如产生蓝色、紫或绿色反应，表明含有薁类化合物。

9. 亚硝酰铁氰化钠反应（检查内酯类）

取上述挥发油样品 1~2 滴，分别滴于点滴反应板中，加入 5 滴吡啶，再加入 0.3% 亚硝酰铁氰化钠试剂 4~5 滴，再加入 10% NaOH 溶液 1~2 滴，如呈现红色并逐步消失时，表明含有内酯类化合物。

二、木姜子挥发油的提取及鉴定

木姜子为贵州少数民族用药，属樟科植物毛叶木姜子 *Litsea mollis* Hemsl.、清香木姜子 *Litsea euosma* W. W. Smith 及木姜子 *Litsea pungens* Hemsl. 的新鲜或干燥成熟果实。于秋季果实成熟时采收，除去杂质，鲜用或晒干。木姜子具有祛寒温中，行气止痛，燥湿健胃的功效。用于胃寒腹痛、暑湿吐泻、食滞饱胀、痛经、疝痛等症。木姜子挥发油中主要成分是柠檬醛，约为总挥发油的 70%。此外，木姜子中还含有柠檬烯、芳樟醇、β-香茅醛、甲基庚烯酮等。

（一）目的要求

1. 掌握直接由植物原料中提取挥发油的原理和方法。
2. 能够运用挥发油测定器测定挥发油含量。
3. 掌握木姜子挥发油的性质。

（二）实验原理

挥发油（volatile oils）又称精油（essential oils），是广泛存在于植物体中的一类常温下可挥发，具有芳香气味，与水不相混溶的油状液体的总称。

由于挥发油具有挥发性，能随水蒸气蒸馏出来而不分解，因此可以用水蒸气蒸馏法提取挥发油，此法是提取中药中挥发油最常用的方法。与该原理相同的还可以利用挥发油提取器来收集同时还可以测定挥发油的含量。

（三）仪器与试剂

仪器：挥发油测定器一套（图 2-11）、电热套、烧杯、量筒等。

试剂：木姜子药材、蒸馏水、乙醇、1% FeCl$_3$ 乙醇溶液、2,4-二硝基苯肼试剂等。

（四）提取挥发油流程

取木姜子粗粉 30g，置 250mL 圆底烧瓶中，加适量蒸馏水（约 180mL）与玻璃珠数粒，振摇混合后，连接挥发油测定器和回流冷凝管。自冷凝管上端加水使充满挥发油测

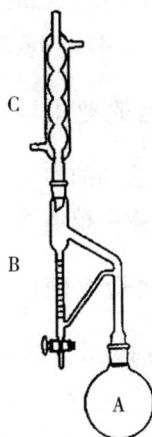

A. 圆底烧瓶 B. 挥发油测定器 C. 冷凝管

图 2-11 挥发油测定器

定器的刻度部分，并溢流入蒸馏瓶时为止。置电热套中缓缓加热至沸腾，并保持微沸约2.5 小时，至测定器中油量不再增加，停止加热，放置片刻，开启测定器下端的活塞，将水缓缓放出，至油层上端到达刻度 0 线上 5mm 处为止。放置 15 分钟，再开启活塞，使油层降至下端恰与刻度 0 线平齐，读取挥发油量，并计算木姜子中挥发油的含量（mL/g）。

注意事项：①加入木姜子粉末时，应小心，勿粘在烧瓶口；加入到烧瓶里的木姜子粉末应轻轻摇匀，避免有粉末黏附在烧瓶上。②收集挥发油时要注意尽量使油水分离，若收集的挥发油水分较多时加入无水硫酸钠进行脱水，但加入无水硫酸钠时要少量多次。

（五） 鉴别与检识

1. pH 检查

取木姜子油 1 滴加乙醇 5 滴，以预先用蒸馏水润湿的 pH 试纸进行检查。如呈酸性，表示木姜子油中含有游离酸或酚类化合物；如呈碱性，表示挥发油中含有碱性化合物。

2. 香草醛-60%H_2SO_4试验

将木姜子油的乙醇液滴 1 滴于滤纸上，喷以新制的 0.05% 香草醛的 60%H_2SO_4溶液，观察斑点所呈现的颜色。

3. 苯肼试验（检查醛、酮类）

取 2,4-二硝基苯肼试剂 1~2mL，加 1 滴木姜子油，再加乙醇 1mL，用力振摇，如有醛酮化合物，应析出黄~橙红色沉淀，如无反应，放置 15 分钟后再观察。

三、薄荷中薄荷油及薄荷脑的提取分离

中药薄荷为唇形科植物薄荷（*Mentha haplocalyx* Briq）的地上部分，具有疏散风热，清利头目等功效。全草含挥发油 1% 以上，薄荷挥发油为无色或浅黄色液体，有强烈的薄荷香气，可溶于乙醇、乙醚、氯仿等有机溶剂，比重为 0.89~0.91，$[\alpha]_D^{25}$ -18°~-24°，折光率 η_D^{20} 1.458~1.471，bp 204~211℃。

（一） 目的要求

1. 掌握挥发油的性质。
2. 掌握直接由植物原料中提取挥发油的原理和方法。

（二） 实验原理

根据挥发油类成分的特点，具有挥发性，能随水蒸气一起蒸馏出来，所以用水蒸气蒸馏法提取。

（三） 仪器与试剂

仪器：挥发油提取器一套、烧杯、电炉等。

试剂：薄荷药材、水。

（四）提取分离流程

从薄荷中提取分离薄荷油和薄荷脑流程见图 2-12。

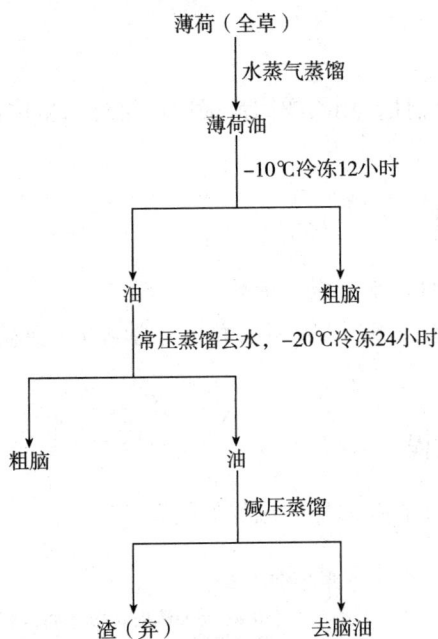

图 2-12　薄荷油和薄荷脑的提取分离流程图

四、穿心莲内酯的提取、分离与鉴定

穿心莲内酯属二萜类成分，可从爵床科植物穿心莲（*Andrographis paniculata* (Burm. f.) Nees）的叶中获得。穿心莲在印度、南亚和中国作为传统药被广泛地应用。穿心莲的化学成分研究始于 1896 年，至目前已发现的二萜内酯化合物有 18 种，具有半日烷骨架的化合物有抗菌消炎的活性，其中含量较高的有穿心莲内酯及其苷、脱水穿心莲内酯、脱氧穿心莲内酯，新穿心莲内酯等，近代研究发现尚有二聚体和一些新的立体异构体。

鉴于穿心莲内酯在水中难溶，将穿心莲内酯进行了磺酸化、亚硫酸氢钠加成和琥珀酸酐酯化等水溶性衍生物合成研究，克服了穿心莲内酯不溶于水的特性。目前已有针剂、粉针及冻干粉针等制品，临床应用疗效良好，被誉为天然产物中的抗生素，且有抗病毒的生物活性。

穿心莲内酯白色粉末或柱状结晶，味极苦，mp 228~230℃（分解），$[\alpha]_D^{25} -125°$，溶于氯仿、甲醇、乙醇，不溶于水。与 Kedde 试剂反应显紫红色。

（一） 目的要求

1. 掌握从穿心莲叶中提取分离穿心莲内酯的工艺路线和条件。
2. 掌握穿心莲内酯的结构特点及检识的化学反应。

（二） 实验原理

利用穿心莲内酯的亲脂性，用乙醇回流提取得粗总二萜化合物。经溶剂分离和重结晶得穿心莲内酯纯品。

（三） 仪器与试剂

仪器：500mL 圆底烧瓶、水浴锅、烧杯。

试剂：乙醇、氯仿（化学纯）、95% 乙醇（化学纯）、亚硫酸氢钠（分析纯） 10g，穿心莲粗粉 100g。

（四） 提取分离流程

从穿心莲中提取分离穿心莲内酯的流程见图 2-13。

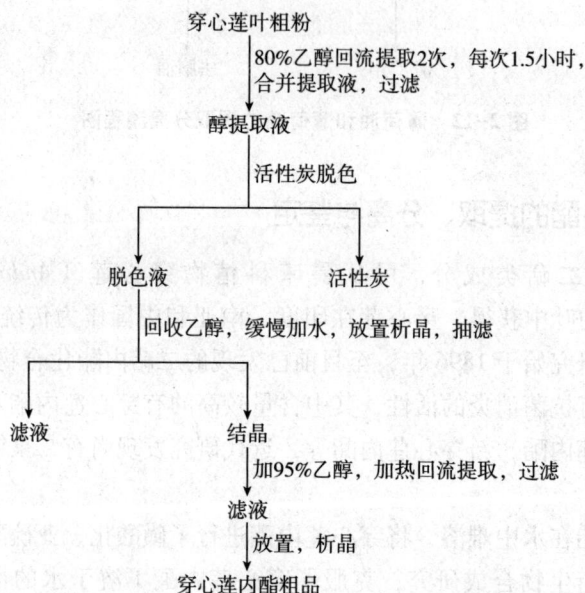

图 2-13 穿心莲内酯的提取分离流程图

（五） 鉴定

1. α,β-不饱和内酯反应

分别取自制穿心莲内酯及加成物各 10mg，置试管中加 90% 乙醇 5mL，加热溶解，用毛细管吸取点于硅胶板上或滤纸上，喷 Kedde 试剂，105℃ 加热 3 分钟显紫红色。

2. 薄层层析

吸附剂：硅胶 G。

展开剂：氯仿-甲醇-正丁醇（2∶2∶1）。

显色剂：Kedde 试剂。

分别取醇溶解液约 1μL，点于板上。按薄层层析操作，显色，有与对照品 R_f 值、显色相同的色斑。

实验六　皂苷类化合物

一、皂苷的定性鉴别

（一）　目的要求

通过实验掌握皂苷的一般理化性质及鉴别方法。

（二）　实验原理

根据皂苷类成分的结构特点，从皂苷元部分所具有的颜色反应和皂苷所具有性质来鉴别中药中是否含皂苷类成分。

（三）　鉴别反应及操作方法

1. 供试液制备

取甘草、薯芋各 2g 于两个三角锥瓶中，分别加蒸馏水 20mL，煮沸 10 分钟，过滤，滤液作为供试液。

2. 实验操作步骤

（1）泡沫实验：将上述两种供试液分别置于二支试管中（2mL）用力摇振 1 分钟，观察有无持久性的蜂窝状泡沫产生，放置 10 分钟再观察。

（2）另取 2 支试管，分别加入 0.1mol/L NaOH 2mL 和 0.1mol/L HCl 2mL，再各滴加甘草供试液 1mL，振摇 1 分钟，比较两管泡沫出现的高度及持久性，同法做另一种供试液的实验。说明发泡性与溶解性有何关系。

（3）溶血试验：取滤纸两小片，分别于滤纸片的中心滴加甘草、薯芋供试液各 1 滴，干燥后于同处再滴 1 滴，反复滴 3~4 次，干燥后喷以血球试剂，1~5 分钟后，观察在红色背景上是否出现黄色斑点。

（本实验亦可在试管或载玻片上进行，溶血实验中的血球，被中药中的皂苷溶解，血球液由混浊变为澄明，并可于显微镜下观察血球破裂溶解前后的情况。）

（4）醋酐-浓硫酸反应（Liebermann-Burchard 反应）：分别取上述两种供试液于两

个蒸发皿中，在水浴上蒸干，残渣加 1mL 醋酐溶解，置一干燥的比色盘中，沿边缘缓缓加入浓硫酸 1 滴，观察颜色的变化（紫红色环）。

（5）氯仿-浓硫酸反应（Salkowski 反应）：分别取上述两种供试液于 5mL 蒸发皿中，在水浴上蒸干，残渣加氯仿 1mL 溶解，置试管中，沿管壁缓缓加入 1mL 浓硫酸，观察硫酸层出现红色或蓝色，氯仿层有绿色荧光。

二、薯蓣皂苷元的提取、分离及鉴定

薯蓣科薯蓣属植物薯蓣（*Dioscorea tororo* Makiao）的根茎中含有大量的薯蓣皂苷（dioscin），可供生产的植物原料有穿地龙（*D. nipponica* Makino）、盾叶薯蓣（*D. zingib-erensis* C. H. Wonight）等，薯蓣皂苷元为合成甾体激素的重要原料。

薯蓣皂苷为无色结晶，mp 275～280℃，可溶于热水、乙醇、乙酸，难溶于乙醚、石油醚、汽油等。薯蓣皂苷元（diosgenin）为无色结晶，mp 204～207℃，易溶于汽油、乙醚、石油醚，难溶于乙醇、水，也可溶于乙酸中。

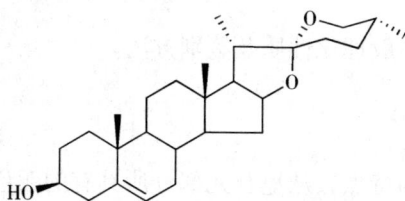

薯蓣皂苷元

（一）目的要求

掌握直接由植物原料中提取甾体皂苷元的原理和方法。

（二）实验原理

利用皂苷在酸性水溶液中可水解成糖和苷元的性质，先用酸直接处理原料，再利用皂苷元溶于有机溶剂的性质，用石油醚从酸处理后的原料中提取皂苷元。

（三）仪器与试剂

仪器：回流装置一套、水浴锅、抽滤装置、烧杯、电炉、过滤装置等。
试剂：薯蓣根茎粗粉、硫酸、氢氧化铵、石油醚或汽油、pH 试纸、无水乙醇等。

（四）提取分离流程

从薯蓣根茎粗粉中提取分离薯蓣皂苷元的操作流程见图 2-14。

薯蓣根茎粗粉50g

加500mL 6mol/L H$_2$SO$_4$直火加热水解3小时

水解物

放冷过滤抽干

药渣　　　　　滤液（弃）

用水洗掉酸液，再用NH$_4$OH调pH=6~7，过滤抽干，80℃以下干燥

干燥药渣

以沸点为60~90℃石油醚连续回流提取2.5小时，过滤

药渣（弃）　　　石油醚提取液

回收部分溶剂，放置，析晶，过滤

薯蓣皂苷元（粗品）

无水乙醇重结晶，过滤

薯蓣皂苷元（精制品）

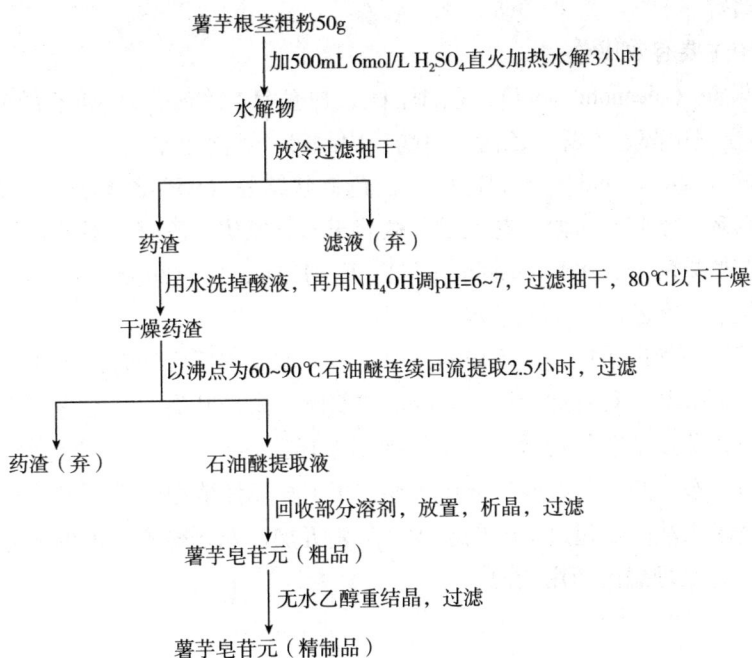

图2-14　薯蓣皂苷元提取分离操作流程图

（五）鉴定

1. 熔点测定：mp 204~207℃。

2. 薄层色谱鉴定

样品：1%样品乙醇溶液。

对照品：1%薯蓣皂苷元乙醇溶液。

吸附剂：硅胶 G。

展开剂：氯仿-乙酸乙酯（8:2）。

显色剂：5%磷钼酸溶液（105℃烘干5分钟）。

3. 显色反应

李伯曼反应：见皂苷元的鉴定。

取结晶少许，加0.5mL乙酐溶解，倾入比色盘中，小心滴加浓硫酸1滴，硫酸层呈现红、紫色，加入浓硫酸-醋酐（1:20）数滴，最终出现绿色。

三、齐墩果酸的提取、分离及鉴定

女贞子为木犀科植物女贞 *Ligustrum lucidum* Ait. 的干燥成熟果实，为常用的扶正固本中药。药理研究表明其促进免疫的主要有效成分为齐墩果酸、熊果酸及乙酰齐墩果酸。齐墩果酸以游离态和结合成苷的形式同存于女贞子中。经检测发现其齐墩果酸含量以幼果期（8月）含量最高，可达8.04%，随着发育成熟下降到2.5%左右。其在果实中的含量分布为外中果皮>全果实>内果皮>种仁。女贞子还含橄榄苦苷、D-甘露醇、硬

脂酸、植物蜡等。

女贞子中主要有效成分：

①齐墩果酸（oleanolic acid）：$C_{30}H_{48}O_3$，白色针状结晶（95%乙醇），mp 305～306℃。可溶于热甲醇、乙醇、乙醚、氯仿、丙酮等，不溶于水。

②熊果酸（ursolic acid）：$C_{30}H_{48}O_3$，白色针状结晶（95%乙醇），mp 286～287℃。易溶于二氧六环、吡啶，可溶于热乙醇，微溶于苯、氯仿、乙醚，不溶于水。

③乙酰齐墩果酸（acetyl oleanolic acid）：$C_{32}H_{50}O_5$，白色簇晶，mp 258～260℃。溶于氯仿、乙醚、无水乙醇，不溶于水。

齐墩果酸是一种广谱抗变态反应药，对Ⅰ、Ⅱ型变态反应均有抑制作用。它又是一种良好的免疫调节剂，具有抑制肿瘤，降低转氨酶，防治肝炎、肝硬化，降血糖，升白细胞和增强机体免疫功能等功效。齐墩果酸属五环三萜类化合物，广泛分布于植物界，据报道其以游离态、酯、苷或兼有的形式存在于150多种植物中，而多数是以苷的形式存在，但含齐墩果酸的量超过10%的甚少。从刺五加、龙牙楤木中提得率超过10%，纯度达95%以上，是理想的药用资源。

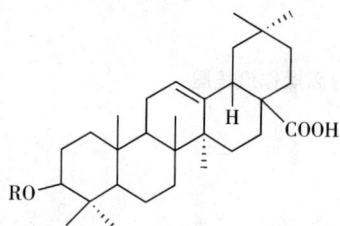

齐墩果酸　　　R = H
乙酰齐墩果酸　R = OCOCH₃

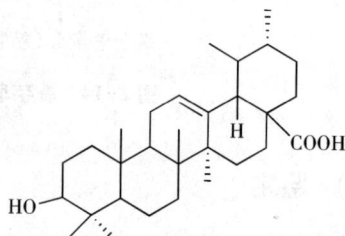

熊果酸

（一）　目的要求

1. 掌握三萜皂苷元的提取、分离和鉴定技术，熟悉三萜皂苷的性质。
2. 掌握两相溶剂水解方法。

（二）　实验原理

根据女贞子中齐墩果酸以游离型和结合成苷的形式共存于果实中，采用酸水解，氯仿萃取同步法提取齐墩果酸。

（三）　提取分离流程

1. 提取

称取女贞子果皮粗粉50g，置于圆底烧瓶内，加15%盐酸溶液350mL，氯仿250mL，70℃水浴回流水解2小时，过滤，分取氯仿提取液（用水洗至中性，用无水硫酸钠脱水干燥、过滤）另存。药渣用水洗至中性，抽干，干燥药渣至含水量小于10%。将干燥药渣置于圆底烧瓶内，加氯仿250mL回流1小时，合并二次氯仿提取液，取出2mL留待薄层检识，其余减压回收氯仿至糖浆状，趁热转移至烧杯中，冷后成半固状物。

2. 分离与精制

方法 1：取上述半固状物，以少量苯洗涤，除去脂溶性较大的成分，即有固体析出，抽干，得浅黄色析出物。用 1：100 倍量（W/V）95% 乙醇回流 10 分钟，过滤，滤液浓缩至小体积，放置，析出粗晶，抽滤得齐墩果酸粗品。反复用 90% 乙醇重结晶，可得较纯的齐墩果酸。

方法 2：同方法 1，用苯处理得浅黄色析出物，加 10 倍量 5% 氢氧化钠溶液煮沸 10 分钟，放冷后抽滤，适量热水洗涤 1~2 次，抽干得类白色析出物，用 95% 乙醇回流溶解，趁热过滤，盐酸调至 pH 等于 1~2，放置析晶。抽滤得齐墩果酸粗品，用正己烷-乙醇（1：1）重结晶，可得较纯的齐墩果酸。

（四） 鉴定

1. 显色反应

取齐墩果酸少许置试管中，加醋酐 1mL，使溶解后，沿试管壁加硫酸数滴，在两液层交界处，出现紫红色环。

2. 薄层色谱鉴别

吸附剂：硅胶 G。

点样：女贞子氯仿提取液、自制齐墩果酸乙醇溶液、齐墩果酸对照品乙醇溶液（1mg/mL）。

展开剂：氯仿-丙酮（95：5）、环己烷-乙酸乙酯（8：2）任选一种。

显色：喷 10% 硫酸甲醇溶液，105℃烘至显色，日光和紫外光灯（365nm）下检识。

观察记录：记录图谱及斑点颜色。

实验七　强心苷类化合物

一、强心苷的定性鉴别

（一） 目的要求

通过实验掌握强心苷的一般理化性质及鉴别方法。

（二） 实验原理

本实验利用强心苷的理化性质进行鉴别。

（三） 鉴别反应及操作方法

1. 供试液的制备

取夹竹桃叶碎片 15g，加 95% 乙醇 60mL，加热回流 5 分钟，冷却后过滤，滤液在水浴上挥去乙醇，残留物中加水 10mL 溶解，过滤，滤液用于以下实验。

2. 实验操作

（1）检查是否有蒽醌并排除干扰　取滤液 1mL，加 1%NaOH 溶液 0.5mL。无红色产生，证明无蒽醌，之后进行如下鉴定。

注：因强心苷实验都在较强的碱性条件下进行。如果样品中含有蒽醌，也会发生红色反应而干扰检查。若样品中有蒽醌，则可将醇提液在水浴上挥发干，用 1%NaOH 溶液除去残渣中蒽醌成分，不溶物用甲醇溶解后再按上述操作进行。

（2）三氯化铁-冰醋酸反应（Kellen-Kilieni）　取滤液 1mL，水浴上蒸干，残渣溶于 2mL 冰醋酸中，加入 1%$FeCl_3$ 乙醇液 1 滴，混合均匀，置干燥小试管中，沿管壁缓缓加入等体积浓硫酸，静置，观察两界面及两液层的颜色变化过程。

（3）Kedde 反应　取滤液 1mL，水浴挥干，加入 95%乙醇 1mL 溶解，再加入 3,5-二硝基苯甲酸试剂 0.5mL，10%NaOH（KOH）0.5mL，观察现象。

（4）Legal 反应　取滤液 1mL，水浴蒸干，残渣加 1mL 甲醇溶解，加入 0.3%亚硝酰铁氢化钠溶液 1 滴，再加入 10%NaOH 醇液 2 滴，观察之。

二、黄花夹竹桃中黄夹苷的提取、分离和鉴定

黄花夹竹桃为夹竹桃科植物黄花夹竹桃 [*Thevetia peruviana*（Pers.）K. Schum] 的果仁。味辛，有毒。具强心作用。果仁中含有多种强心苷，主要有：黄夹苷甲（thevelin A）、黄夹苷乙（thevelin B）、黄夹次苷甲（peruvoside）、黄夹次苷乙（neriifolin）、黄夹次苷丙（ruvoside）、黄夹次苷丁（perusitin）和单乙酰黄夹次苷乙（cerberin），其中黄夹苷甲、黄夹苷乙为原生苷，含量分别为 1.26%和 2.0%，其余为次生苷。

（一）目的要求

1. 学习黄夹苷的提取方法。
2. 了解强心苷的性质及其鉴定方法。
3. 通过薄层色谱检查酶解前后黄花夹竹桃果仁所含成分的变化。

（二）实验原理

在黄花夹竹桃果仁中含有原生苷，同时还含有酶。在适宜的温度和湿度下，利用酶的活性可使原生苷酶解（发酵）为次级苷，然后用乙醇提取。

（三）仪器与试剂

仪器：乳钵、天平、粉碎器、索氏提取器、烘箱、三角烧瓶、恒温箱、布氏漏斗、电炉。

试剂：苯、甲苯、甲醇、氯仿、乙醇、硫酸、活性炭。

（四）提取分离流程

黄夹苷的提取和精制方法如下：

1. 前处理

称取黄花夹竹桃坚果 150g，除去硬壳，将所得果仁称重后，置乳钵中研细，称重。

2. 脱脂

将研细的果仁粉末，包在滤纸袋中，置于索氏提取器，用苯脱脂。脱脂是否完全，可用滴管吸取索氏提取器中部的苯液，滴在滤纸上，若不留油迹即可。将脱脂粉末干燥，称重。

3. 酶解

将干燥后的脱脂果仁粉末，置三角烧瓶中，加 40℃ 的水适量以能完全湿润为度（为果仁粉末的 3~5 倍量）。再加脱脂果仁粉末重量的 2.5% 的甲苯，加盖，并稍留有孔隙。在 36~40℃ 的恒温箱中酶解 24 小时。观察发酵物的颜色及发酵液的 pH 值的变化并用 TLC 检查酶解前后成分的情况。

检查方法：取脱脂粉末少许，加适量甲醇，搅拌、放置 10 分钟，过滤；另取少量发酵后的样品，加适量氯仿，搅拌、放置 10 分钟，过滤；两滤液分别作为样品液。

吸附剂：中性氧化铝（200~300 目，软板）。

展开剂：氯仿-甲醇（97：3）。

显色剂：50% 硫酸（水液或乙醇液）喷后，于 105℃ 烘箱 10 分钟。

4. 提取

于发酵后的粉末中，加 15 倍量（相当于脱脂粉末重）95% 乙醇，置于 500mL 三角烧瓶中，振摇 10 分钟，减压过滤。残渣再用 5 倍量乙醇，振摇提取，减压过滤，抽干。残渣于布氏漏斗上，用适量乙醇洗 1 次，合并乙醇液。减压回收乙醇至脱脂粉末的 5 倍量体积，加脱脂粉末 12.5 倍量的水，放置，待析出沉淀，过滤，干燥，称重，得黄夹苷粗品。

5. 精制

取上述黄夹苷粗品，加 40 倍量 95% 乙醇，加热回流 10 分钟，稍放冷，再加粗品量 15% 活性炭脱色，加热回流 10 分钟。过滤，滤液减压浓缩至粗品 5 倍量体积，再缓缓加入浓缩体积 3 倍量的蒸馏水，放置，待析出结晶后减压过滤。结晶以少量乙醚洗涤，于 70℃ 干燥，称重，即得黄夹苷精品，计算产率。

（五）鉴定

1. 纸色谱鉴定

色谱滤纸：取 28cm×4.5cm 的色谱滤纸，使其均匀地通过盛有甲酰胺-丙酮（3：7）溶液的培养皿。然后置空气中风干待用（或夹于干净的普通滤纸中压干）。

点样：取自制黄夹苷及黄夹苷对照品各 5mg 溶于氯仿中点样。

展开剂：甲酰胺饱和的二甲苯-甲乙酮（1：1）上层液。

展开：将点样后的滤纸条挂在色谱筒内，用展开剂饱和 3 分钟后，以上行法展开，直至展开剂前沿达 20cm 左右时，取出纸条在空气中晾干后，置恒温箱中于 120℃ 烘烤 1 小时（除去纸上甲酰胺），然后显色。

显色：用 Kedde 试剂显色，试剂的组成为：

  A：2% 3,5-二硝基苯甲酸甲醇溶液；

  B：5%NaOH 乙醇溶液。

显色时分别在同一滤纸上喷以两种试剂，强心苷呈红色斑点，计算 R_f 值。

2. TLC 鉴定

点样：取自制黄夹苷及黄夹苷对照品 5mg，分别溶于 1mL 甲醇中，用于点样。

吸附剂：硅胶 G。

展开剂：氯仿-甲醇（10:1）。

显色：喷以 50%硫酸水液，于 105℃烘烤 10 分钟。

样品可呈现与对照品 R_f 值相同的一些斑点。其中主要有三个斑点。R_f 值由小到大依次为黄夹次苷甲、黄夹次苷乙和单乙酰黄夹次苷乙。

3. 黄夹苷的理化鉴别

（1）3,5-二硝基苯甲酸反应（Kedde 反应） 取少量样品于小试管中，加 1mL 乙醇溶解后加入 5%NaOH 乙醇溶液 2 滴，再加 2%3,5-二硝基苯甲酸甲醇溶液 2 滴，强心苷溶液应呈紫红色。

（2）碱性苦味酸反应（Baljet 反应） 取少量样品于小试管中，加 1mL 乙醇溶液后加 1~2 滴碱性苦味酸试剂，放置 15 分钟，强心苷溶液应呈橙红色。

（3）三氯化铁-冰醋酸反应（Keller-Killiani 反应） 取少量试样置于小试管中，加 0.5%$FeCl_3$ 的冰醋酸溶液 2mL 使之溶解。然后沿管壁加入浓硫酸 1mL，观察现象（若有 α-去氧糖则冰醋酸层呈现蓝色，两液界面呈棕色）。

实验八 生物碱

一、生物碱的一般鉴别

（一）目的要求

掌握应用生物碱沉淀反应来鉴别生物碱的方法。

（二）实验原理

生物碱类成分中除少数外，在酸性或中性水溶液中能与多种生物碱沉淀剂产生沉淀，借以检查中药是否含有生物碱。

（三）生物碱类成分的鉴别

1. 供试液的制备

粉碎的中药 5g（本实验用延胡索），加蒸馏水约 50mL 并滴加 HCl 数滴，使呈酸性，水浴加热 15 分钟（50~60℃），过滤，滤液供下述实验。

2. 初试

取上述试液4份（各1mL），分别滴加碘化汞钾（Mayer）试剂，碘化铋钾（Dragendorff）试剂，碘化碘钾（Wagner）试剂，硅钨酸（Bertrand）试剂各1滴，若四者均有或大部分有沉淀反应，则样品可能有生物碱，再进行进一步各项实验；反之，则不必进行进一步实验。

3. 进一步实验

取滤液加10%Na_2CO_3水溶液使之呈碱性，然后分别用10mL、8mL、8mL乙醚萃取三次，合并乙醚液。将乙醚液置于分液漏斗中，用10mL酸水萃取，分出酸水液，取此酸水液4份（各1mL），重复上述四种试剂的实验，观察有无沉淀，并记下沉淀的颜色，四种反应中，多数有沉淀反应产生时，即预示样品中含有生物碱。

4. 注意事项

（1）仪器应清洗干净，如带有其他杂质，则影响观察（例如带入淀粉，则会产生蓝色沉淀）。

（2）若初试全呈阴性反应，则应另选几种生物碱沉淀剂（可参考有关资料），进行实验，若仍呈阴性反应，则可认为无生物碱。

（3）沉淀多少以"+++""++""+"表示，无沉淀"−"表示。

二、黄连中盐酸小檗碱的提取、分离与鉴定

小檗碱（Berberine）又名黄连素，是在高等植物中分布比较广的有明显生理作用的化学成分。本实验系从毛茛科植物黄连（*Coptis chinensis* Franch.）中提取黄连素，并制备成盐酸盐。小檗碱及其盐有较好的抗菌作用。临床上可用于治疗菌痢、葡萄球菌和链球菌感染。

小檗碱为黄色针晶，160℃分解，能溶于水中，在冷乙醇中溶解度不大，但易溶于热水或热乙醇，难溶于丙酮、乙醚、氯仿或苯。小檗碱的盐酸盐在冷水中溶解度较小，较易溶于沸水，几乎不溶于乙醇。小檗碱盐酸盐亦为黄色针晶，加热至220℃时，即分解并转变为小檗红碱，继续加热至285℃时，完全熔融。因此，干燥时温度一般不超过80℃。

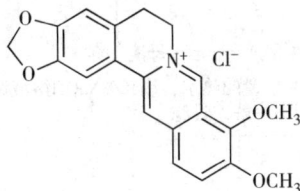

盐酸小檗碱

（一）目的要求

1. 通过本实验，学习和掌握季铵碱的性质及其性质与提取方法之间关系，掌握酸水提取和盐析法提取盐酸小檗碱的方法。

2. 掌握柱层析的基本操作方法及其在中药有效成分的提取和分离中的应用。

3. 掌握纸层析的基本操作方法及其在中药有效成分鉴定中的运用。

（二） 实验原理

利用小檗碱的盐酸盐几乎不溶于水而其硫酸盐在水中溶解度较大的性质，首先将植物中小檗碱转变为硫酸盐，以便用水溶解提出，然后再用 HCl 使其转变为盐酸盐降低其在水中的溶解度，再结合盐析法，使盐酸小檗碱沉淀析出。

（三） 仪器与试剂

仪器：烧杯、量筒、抽滤瓶、层析筒、布氏漏斗、层析柱（配螺旋夹）、玻棒。

试剂：0.5% 稀硫酸、氯化钠（固体）、石灰乳、棉花、滤纸条、中性氧化铝、95% 乙醇、无水乙醇。

（四） 提取分离流程

从黄连粗粉中提取分离纯化盐酸小檗碱的操作流程见图 2-15。

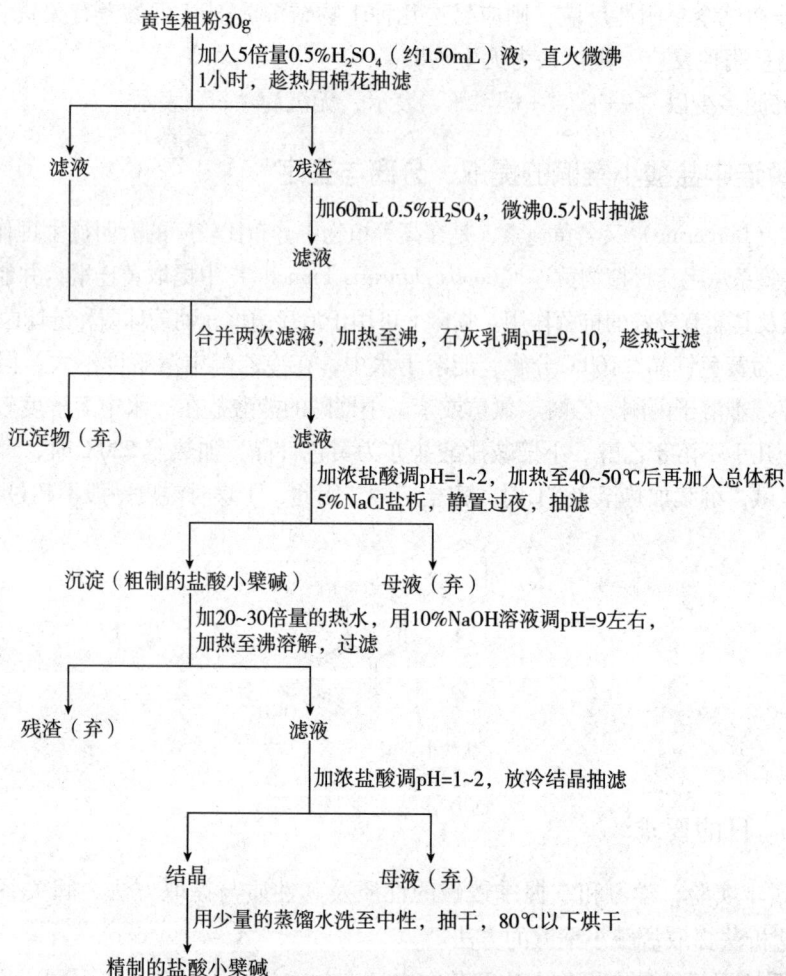

黄连粗粉30g

加入5倍量0.5%H_2SO_4（约150mL）液，直火微沸
1小时，趁热用棉花抽滤

滤液　　　　残渣

加60mL 0.5%H_2SO_4，微沸0.5小时抽滤

滤液

合并两次滤液，加热至沸，石灰乳调pH=9~10，趁热过滤

沉淀物（弃）　　　　滤液

加浓盐酸调pH=1~2，加热至40~50℃后再加入总体积
5%NaCl盐析，静置过夜，抽滤

沉淀（粗制的盐酸小檗碱）　　　　母液（弃）

加20~30倍量的热水，用10%NaOH溶液调pH=9左右，
加热至沸溶解，过滤

残渣（弃）　　　　滤液

加浓盐酸调pH=1~2，放冷结晶抽滤

结晶　　　　母液（弃）

用少量的蒸馏水洗至中性，抽干，80℃以下烘干

精制的盐酸小檗碱

图 2-15　盐酸小檗碱提取分离纯化操作流程图

（五）　纯化及鉴定

1. 盐酸小檗碱的纯化（氧化铝柱层析法）

（1）氧化铝吸附柱的制备　取一根直径为 2.2cm，长约 28cm 的层析管，其下端套上 3~4cm 长的乳胶管，在乳胶管的另一端套上一段玻璃管（去端头），然后在乳胶管上夹一螺旋夹，以控制洗脱液流出的速度，在层析管下端填一层松紧合适、平整的脱脂棉并盖上大小合适的圆形滤纸。管内加入一定体积的洗脱剂（此处用 95%乙醇），打开螺旋夹，放出管内乙醇，将层析管下端和脱脂棉内的空气充分赶尽，棉花上部保留一定体积的溶剂，然后加入 95%的乙醇至管的中部。

装柱：有湿法装柱和干法装柱两种方法：

湿法装柱：取中性层析用氧化铝（100~120 目）约 30g，加入一定量的洗脱剂（95%乙醇）调成浆状，赶尽其中气泡，然后沿玻璃棒将其调成浆状的氧化铝缓缓加入柱中，当浆状物达柱底时打开下端螺旋夹，让洗脱剂缓缓流出，但在灌浆过程中及灌浆后均不能让洗脱剂滴干，应保持一定高度液面，让吸附剂自由沉降而填实。

干法装柱：在柱内装入 2/3 洗脱剂，在管口上放一漏斗，打开活塞，让洗脱剂缓缓地滴入锥形瓶中，接着把干吸附剂经漏斗以细流状倾泻到管柱内，同时用套在玻璃棒（或洗耳球等）上的橡皮塞轻轻敲击管柱，使吸附剂均匀地向下沉降到底部。填充完毕后，用滴管吸取少量洗脱剂把黏附在管壁上的吸附剂颗粒冲入柱内，继续敲击管子直到柱体不再下沉为止。柱面上再加盖一薄层洁净细砂，把柱面上液层高度降至 0.1~1cm，再把收集的洗脱剂反复循环通过柱体几次，便可得到沉降得较紧密的柱体。

在上述装好的氧化铝柱上端加上一大小合适的圆形滤纸，将柱内氧化铝上部盖住备用，打开螺旋夹，使洗脱剂缓缓流出，液面刚好与圆形滤纸平行。

注：氧化铝加入的速度不宜过快，否则易带入空气影响分离效果，可以在层析管外轻轻给予振动，使氧化铝均匀下降，并有助于氧化铝带入的气泡外溢。

（2）样品的加入　取黄豆粒大小的盐酸小檗碱，加一定体积的无水乙醇溶解（用量尽量的少），赶尽溶液中的气泡，沿玻棒倾于柱顶（或用滴管小心加入），勿使氧化铝面受到振动，也勿使样品液倒在柱壁上，打开螺旋夹，使溶液缓缓流出，至液面刚好与圆形滤纸平行。

（3）洗脱　加入一定体积的 95%乙醇洗脱，氧化铝柱上呈现数种不同颜色色带，洗脱时彼此分离，收集 95%乙醇洗出的鲜黄色色段，此段为盐酸小檗碱，其余色带为其他成分。

注意：洗脱过程中，洗脱液的液面始终高于氧化铝柱顶端。

2. 盐酸小檗碱的鉴定（纸层析法）

样品：盐酸小檗碱（柱层析分离出的鲜黄色段乙醇液）。

对照品：盐酸小檗碱乙醇液。

展开剂：氯仿-乙醇-0.1mol/L HCl（1:1:1）混合，静置后分出上层，既作固定相，亦作移动相。

显色：自然光下观察。

纸层析操作步骤及方法如下：

（1）滤纸条的准备　取 2.8cm×30cm 中速新华滤纸一条，离滤纸条下端 0.5～0.8cm 处用小刀划两条小口嵌入一小节毛细管（其长度稍大于滤纸的宽度，以防止滤纸与层析管管壁接触而影响层析效果）。在滤纸条下端 2.5～3.0cm 处用铅笔划一条直线作为起始线，划在线上两个等分点，作为点样的位置。

（2）纸层析筒的准备　取两个 3.2cm（内径）×34cm（高）的玻璃圆筒作为层析管，将展开剂（上层）倒入层析筒中备用。

（3）点样　在滤纸上分别用内径 0.5mm 毛细管加盐酸小檗碱样品液及对照品液，注意每次滴加后需待干后方能继续滴加，使圆点的直径大小不超过 0.5cm，否则由于扩散会使原点过大，产生拖尾，滴加完毕，晾干即可供层析用。

（4）层析　将点样后的滤纸条垂直于盛有展开剂的层析筒内，用固定相蒸气饱和滤纸条 2~3 小时，然后将被固定相饱和的滤纸条移至移动相中，使其下端浸入移动相，注意使点样基线与移动相的液面平行，基线与移动相之间至少要有 1cm 距离，此后溶剂因毛细管力作用而沿滤纸上行，样品也随之展开。当溶剂前沿在滤纸条上扩展到 24~25cm 处时，即可将滤纸条取出，用铅笔画下溶剂前沿，待干后置于自然光下观察，计算其 R_f 值。

$$R_f = \frac{\text{展开后起始线至斑点中心的距离}}{\text{展开后起始线至溶剂前沿的距离}}$$

注：点样时确定滴加量可做预试验，即将欲滴加的样品液，滴在滤纸上喷显色剂，若色点显著，表明用量合适，可按此量滴加到层析滤纸上。

三、洋金花中总生物碱的提取、分离与鉴定

洋金花为茄科曼陀罗属植物白曼陀罗（*Datura metel* L.）及毛曼陀罗（*D. innoxia* Mill）的花，主要含有东莨菪碱、莨菪碱，此外尚有树脂、色素、无机盐、挥发性低级胺等杂质。临床用于止咳平喘、解痉止痛，对中枢神经系统有一定的麻醉作用。

东莨菪碱为黏稠状液体，其一分子水合物为针状结晶，mp 59℃。溶于冷水（1：9.5），易溶于热水、乙醇、乙醚、氯仿或丙酮中，难溶于苯或石油醚，东莨菪碱的碱性较弱，pK_a 等于 7.50。此点与莨菪碱不同，所以在莨菪碱与东莨菪碱混合物的酸性水溶液中，加碱至 pH 等于 6.5 左右，东莨菪碱即能先行游离，而莨菪碱仍为盐类，留在水溶液中，能借以相互分离。

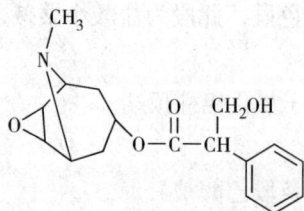

东莨菪碱

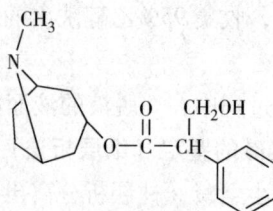

莨菪碱

莨菪碱为白色细针状结晶（从乙醇析出）pK_a=9.65。难溶于碱性水（1：281），能溶于

苯（1∶500）、醚（1∶69），易溶于氯仿（1∶1）及醇和稀酸中。莨菪碱在光、热或碱的作用下易消旋化成阿托品。如与酸水或碱水共热时则极易水解，生成莨菪醇和（−）莨菪酸，失去疗效。东莨菪碱被水解时，生成异东莨菪醇和（−）莨菪酸。因此在提取时应予以注意，切不可使这类生物碱在碱性水溶液中的时间过长，更不可在碱性水溶液中加热。

（一）目的要求

1. 通过本实验进一步理解莨菪碱和东莨菪碱的理化性质及提取分离方法。进一步掌握生物碱及其盐类溶解度的规律以及这些规律在分离工作的应用。

2. 掌握反流分布法（CCD）的原理和基本操作，以及纸层析和沉淀反应在生物碱检识中的应用。

（二）实验原理

本实验利用生物碱与无机酸成盐溶于水的性质进行提取；利用东莨菪碱与莨菪碱碱性强弱不同，用溶剂法进行分离或利用二者极性不同，用柱层析法将其分离。

（三）仪器与试剂

仪器：锥形瓶、分液漏斗、色谱柱。

试剂：20%的盐酸、浓氨水、氯仿、无水硫酸钠、0.5mol/L硫酸、碳酸氢钠、碱性氧化铝、丙酮、改良碘化铋钾、硅胶 G。

（四）提取分离流程

1. 洋金花中总生物碱的提取见图 2-16。

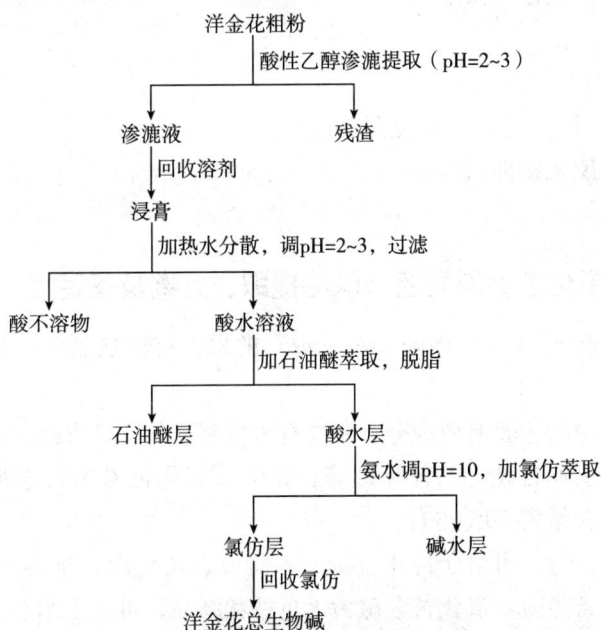

图 2-16　洋金花中总生物碱的提取流程图

2. 莨菪碱与东莨菪碱的分离有如下两种方法：

（1）溶剂萃取法：总碱加 0.5mol/L 硫酸至刚果红试纸变蓝为止，分别加入计算量的碳酸氢钠（pH 等于 6~7），用氯仿萃取，由于东莨菪碱碱性较弱，溶于氯仿，莨菪碱碱性较强仍为盐类留在水溶液中，减压回收氯仿得东莨菪碱，水液用氨水碱化至 pH 等于 9，再用氯仿萃取，减压回收氯仿，即得莨菪碱。

（2）氧化铝柱色谱法。

吸附剂：碱性氧化铝 100~200 目，活度 II 级。

洗脱剂：氯仿-丙酮（50：50）。

显色剂：改良碘化铋钾试剂。

样品：将提取得到的总生物碱溶液于 1mL 氯仿中供上样。

上样：将制备的样品氯仿溶液上于柱顶。

洗脱：用配好的洗脱剂约 100mL 洗脱，收集洗脱液 10mL 为一份，用氧化铝软板检查，合并 R_f 值相同的单一组分，浓缩得到粗品，用丙酮重结晶得莨菪碱精品，另一组分为液态东莨菪碱。

（五） 鉴定

莨菪碱与东莨菪碱采用薄层鉴定方法。样品为莨菪碱、东莨菪碱对照品及分离所得样品。

方法一：

吸附剂：碱性氧化铝。

展开剂：氯仿-丙酮（1：1）。

显色剂：改良碘化铋钾试剂。

方法二：

吸附剂：硅胶 G。

展开剂：氯仿-甲醇（9：1）氨蒸气饱和。

显色剂：改良碘化铋钾试剂。

四、苦参中氧化苦参碱和苦参碱的提取、分离及鉴定

苦参系豆科植物苦参（*Sophora fiavescens*）的根，有清热利湿、祛风杀虫、解毒等功效。

生物碱是苦参中的主要有效成分，主要有苦参碱、氧化苦参碱、羟基苦参碱、苦参醇碱、苦参烯碱、安那吉碱、巴普叶碱等。其中以氧化苦参碱含量最高，在苦参总碱中，氧化苦参碱的含量占 70% 左右。

苦参碱有四种形态，可溶于冷水、苯、乙醚或二硫化碳，难溶于石油醚，用 H_2O_2 处理可转变为氧化苦参碱。氧化苦参碱为无色柱状结晶，可溶于水、氯仿、乙醇，难溶于乙醚、石油醚，用 SO_2 处理可转变为苦参碱。

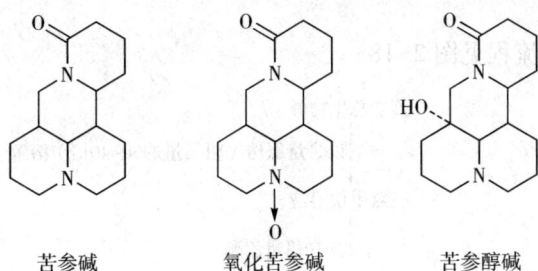

苦参碱　　　　　氧化苦参碱　　　　苦参醇碱

（一） 目的要求

1. 掌握用离子交换法提取生物碱的原理和方法。
2. 掌握生物碱的常规定性检识方法。

（二） 实验原理

苦参生物碱有一定碱性，可与酸结合成盐，因此用酸水提取后，总生物碱呈阳离子状态而被阳离子交换树脂所交换，再用氨水碱化后生物碱游离，以有机溶剂回流提取。

（三） 提取分离流程

1. 提取分离

从苦参粗粉中提取总生物碱流程见图 2-17。

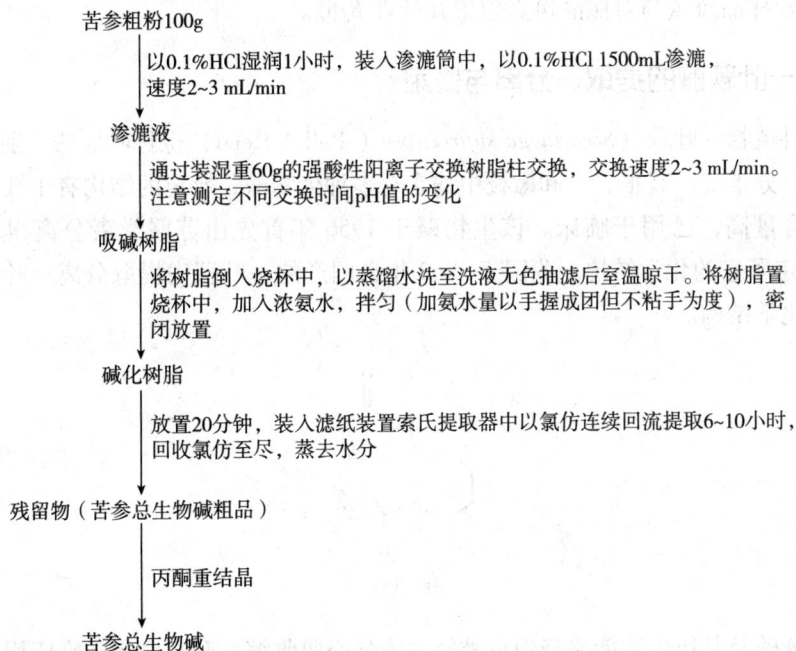

苦参粗粉100g
    │ 以0.1%HCl湿润1小时，装入渗漉筒中，以0.1%HCl 1500mL渗漉，
    │ 速度2~3 mL/min
渗漉液
    │ 通过装湿重60g的强酸性阳离子交换树脂柱交换，交换速度2~3 mL/min。
    │ 注意测定不同交换时间pH值的变化
吸碱树脂
    │ 将树脂倒入烧杯中，以蒸馏水洗至洗液无色抽滤后室温晾干。将树脂置
    │ 烧杯中，加入浓氨水，拌匀（加氨水量以手握成团但不粘手为度），密
    │ 闭放置
碱化树脂
    │ 放置20分钟，装入滤纸装置索氏提取器中以氯仿连续回流提取6~10小时，
    │ 回收氯仿至尽，蒸去水分
残留物（苦参总生物碱粗品）
    │ 丙酮重结晶
苦参总生物碱

图 2-17　苦参总生物碱提取流程图

2. 纯化

总生物碱的精制流程见图 2-18。

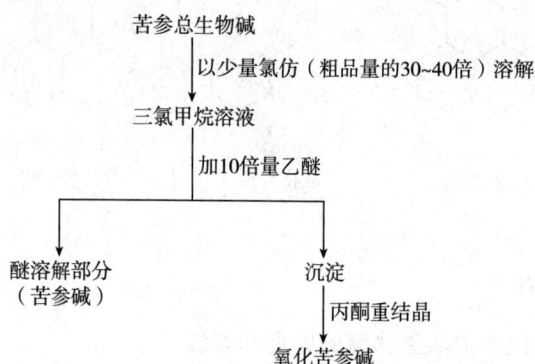

苦参总生物碱

以少量氯仿（粗品量的30~40倍）溶解

三氯甲烷溶液

加10倍量乙醚

醚溶解部分　　　　　　　沉淀
（苦参碱）

丙酮重结晶

氧化苦参碱

图 2-18　苦参总生物碱精制流程图

（四）鉴定

1. 吸附剂：硅胶 G。
2. 样品：精品总碱氯仿液。
3. 对照品：氧化苦参碱的氯仿溶液。
4. 展开剂：氯仿–甲醇–氨水（15∶4∶0.5）。
5. 显色剂：改良碘化铋钾试剂。
6. 比较样品斑点与对照品斑点位置并计算 R_f 值。

五、一叶萩碱的提取、分离与鉴定

大戟科植物一叶萩（*Securinega suffruticosa*（Pall）Rehd）也称叶底珠，别名狗杏条等，资源十分丰富。其根、叶和嫩枝中均含有多种生物碱，鉴定的结构有十几种，其中一叶萩碱含量高，已用于临床。该生物碱于 1956 年首先由苏联学者分离得到，并于 1962 年确定了它的化学结构。我国于 1962 年自国产的一叶萩中提取分离一叶萩碱，并确定了其化学结构。

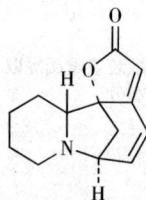

一叶萩碱

一叶萩碱及其衍生物能兴奋中枢神经，增强心肌收缩，升高血压，临床用硝酸一叶萩碱治疗面神经麻痹、小儿麻痹、神经炎和股外侧神经炎感染引起的多发性神经炎，是神经科疾病的常用药物。

一叶萩碱为淡黄色棱状晶体，难溶于水，易溶于醇、氯仿，较难溶于石油醚，一叶萩碱是由 $\Delta^{\alpha,\beta}$-不饱和内酯环和一个环己烯及一个吡啶骈合而成的叔胺碱；分子中具有共轭双键，氮原子的孤对电子恰好处于键之上，因而可与 π 电子发生干扰，从而"延伸"了共轭体系，产生了"跨环共轭"。一叶萩碱与酸生成盐后则为无色，旋光度降低，表明氮原子上电子与质子不能再参与"跨环共轭"。一叶萩碱中氮原子三键都结在环中，有一定程度的碱性（$pK_a=7.2$），因而具有生物碱的一般通性；能与生物碱沉淀试剂产生沉淀反应，亦可与显色剂反应。从一叶萩叶中提取生物碱可采用溶剂法、活性炭吸附法和离子交换法。

（一）实验目的

通过一叶萩碱的提取分离，掌握用离子交换树脂法提取分离生物碱的原理和方法。

（二）实验原理

$$AlK + H^+/H_2O \longrightarrow AlKH^+$$

$$RSO_3^-H^+ + AlKH^+ \longrightarrow RSO_3^-AlKH^+ + H^+$$

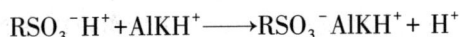

洗脱：吸碱树脂用 $NH_4^+OH^-$ 碱化后，反应如下：

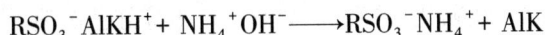

$$RSO_3^-AlKH^+ + NH_4^+OH^- \longrightarrow RSO_3^-NH_4^+ + AlK$$

（三）提取分离流程

1. 一叶萩叶提取分离一叶萩碱的操作流程，见图 2-19。

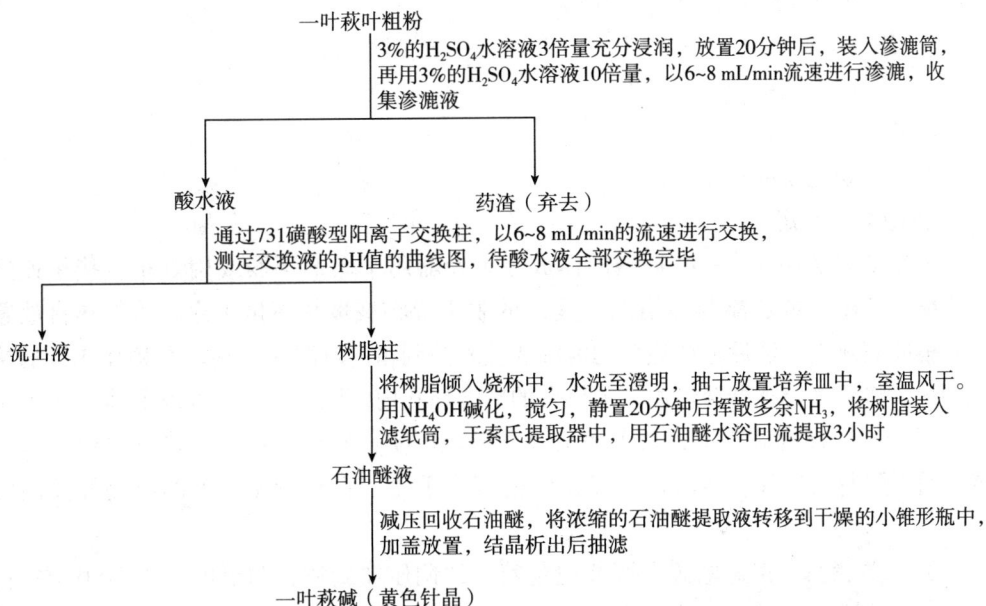

图 2-19 从一叶萩叶提取分离一叶萩碱的操作流程图

2. 注意事项：

（1）装渗漉筒：渗流筒底部，放一块脱脂棉（先用水湿润）然后将润湿过的药料分次加入，分层填压，顶部盖一张滤纸压上洁净的鹅卵石。

（2）树脂处理：取新树脂（已用水膨胀过的）置烧杯中，用 5 倍量的 6%~7% HCl 浸泡过夜，先用离子水洗至 pH 等于 3~4，改用蒸馏水洗至中性，再用 5% NaOH（约 2 倍）搅拌洗涤后，水洗至中性，最后用 6%~7% HCl 转型，蒸馏水洗至近中性。

（3）装树脂柱：用蒸馏水将已处理好的树脂悬浮起来加到底部垫有脱脂棉的交换柱中，等树脂颗粒下沉后，其上覆盖一层棉花或一张滤纸，以免加入液体时，冲破树脂表面，注意在整个操作过程中树脂的上部是要覆盖少量液体，以免进入空气，影响交换效果，将树脂柱表层多余液体由底部活塞放出，待液层降至树脂层表面时，关闭活塞，由柱的上部加入含一叶萩碱的酸水，打开底部活塞夹，控制流速。

（四）鉴定

1. 生物碱的定性试验

（1）取渗漉液 1mL，加硅钨酸试剂数滴，产生淡黄色沉淀。

（2）取渗漉液 1mL，加碘化碘钾试剂数滴，产生棕褐色沉淀。

（3）取渗漉液 1mL，加碘化铋钾试剂数滴，产生棕红色沉淀。

2. 薄层鉴定

吸附剂：中性氧化铝。

展开剂：a. 氯仿。

　　　　b. 石油醚-氯仿（1：1）。

　　　　c. 氯仿-乙醇（9：1）。

样品：一叶萩碱甲醇液。

标准品：一叶萩碱甲醇液。

显色剂：碘化铋钾-乙醇（9：1）。

3. 显微熔点测定

（1）测定前准备　将一叶萩碱晶体放在干燥器用干燥剂干燥或用烘箱直接快速烘干，用蘸有乙醚（或乙醚与酒精混合液）的脱脂棉将载玻片擦拭干净。将加热台放置在显微镜的底座上，然后把加热台的电源线接入控制箱的电源输出端，并将加热台的接地端接地。将温度传感器轻轻插入加热台的感温插孔内。取几粒一叶萩碱晶体（不大于 0.1mg），放在干净的载玻上，盖上盖玻片，轻轻压实，然后放置在加热测温台的中心位置，盖上隔热玻璃片。然后调节显微镜的调焦手轮，直到看见清晰的待测样品图像为止。

（2）仪器预热　接通电源，调节控制箱上的调压器旋钮，调节电压为 200V 左右，使加热台快速升温，当温度计示值接近待测样品熔点温度以下 40℃ 左右时，立即将调压器的电压调节到适当电压值，使升温速度控制在每分钟 1℃ 左右。

（3）观察一叶萩碱晶体从初熔到全熔化的过程　当晶体棱角开始变圆时即为初熔

温度，当晶体刚刚全部消失，变为均一透明的液体时的温度即为全熔温度，在此过程中可能会相伴产生其他现象，如晶形改变等，都要详细记录，此值即为该待测样品的熔程，完成一次测试。如需要重复测试时，只需待加热台温度下降到待测样品熔点温度以下 40℃左右，即可重新进行测试。

（4）注意问题　在精确测定前，可进行初测，测定可不必严格按升温步骤进行测定，观察晶体熔化的温度即可。进行精密测量时，应对实测值进行修正，并测试数次，计算平均值，其精度可控制在±0.5℃。测量完毕后，应及时切断电源，待热台冷却后，将仪器按规定装入包装箱内，存放在干燥的地方。用过的载玻片可用蘸有乙醚（或乙醚与酒精混合液）的脱脂棉将载玻片擦干净，以备下次测试使用。

六、延胡索生物碱的系统分离与鉴定

延胡索为罂粟科植物延胡索（*Corydalis yanhusuo* W. T. Wang）的干燥块茎，主产于河北、山东、江苏、浙江等地。延胡索具有活血、利气、止痛的作用，用于治疗胸胁、脘腹疼痛，经闭痛经，产后瘀阻，跌打疼痛等。主要的化学成分是生物碱，其中叔胺类含量为 0.65%，季铵类约 0.3%，目前已从中分离得到近 20 种生物碱。

（一）　实验目的

1. 了解生物碱系统分离法的原理及应用。
2. 掌握生物碱系统分离法的具体操作步骤。

（二）　实验原理

除水溶性生物碱外，大多数生物碱溶于有机溶剂不溶于水，而生物碱的盐类能溶于乙醇及水，难溶于有机溶剂。因此，生物碱盐的水溶液用醚萃取时，生物碱盐不能自水液中提出，必须加碱碱化使生物碱游离，游离的生物碱则可溶于有机溶剂而被提出。常用的生物碱萃取溶剂为乙醚、氯仿。

生物碱因其结构可分为四种类型，而生物碱的理化性质与其结构有关，根据其理化性质不同可将各类型生物碱进行分离（图 2-20）。

（1）弱碱性生物碱　因其碱性极弱，与酸结合成盐不稳固，则易自中性或酸性水溶液中转溶于有机溶剂，故在醚液 A 中可能出现。

（2）非酚性叔胺生物碱　一般碱性较强，其盐类在碱化后，生物碱游离，转溶于有机溶剂，故在醚液 B 中出现。

（3）酚性叔胺生物碱　可与苛性碱 [NaOH，KOH 或 $Ca(OH)_2$] 生成钠、钾或钙盐，溶于水而不溶于有机溶剂，酸化中和后再加碱（氨水或碳酸钠）则游离出生物碱，从而可溶于有机溶剂，故在醚液 C 中出现。

（4）水溶性生物碱　易溶于水，不溶于有机溶剂。它包括季铵生物碱、氮氧化物等，故保留在最后水溶液中。

（三） 提取分离流程

从延胡索中提取分离酚性叔胺及水溶性生物碱的操作流程见图 2-20。

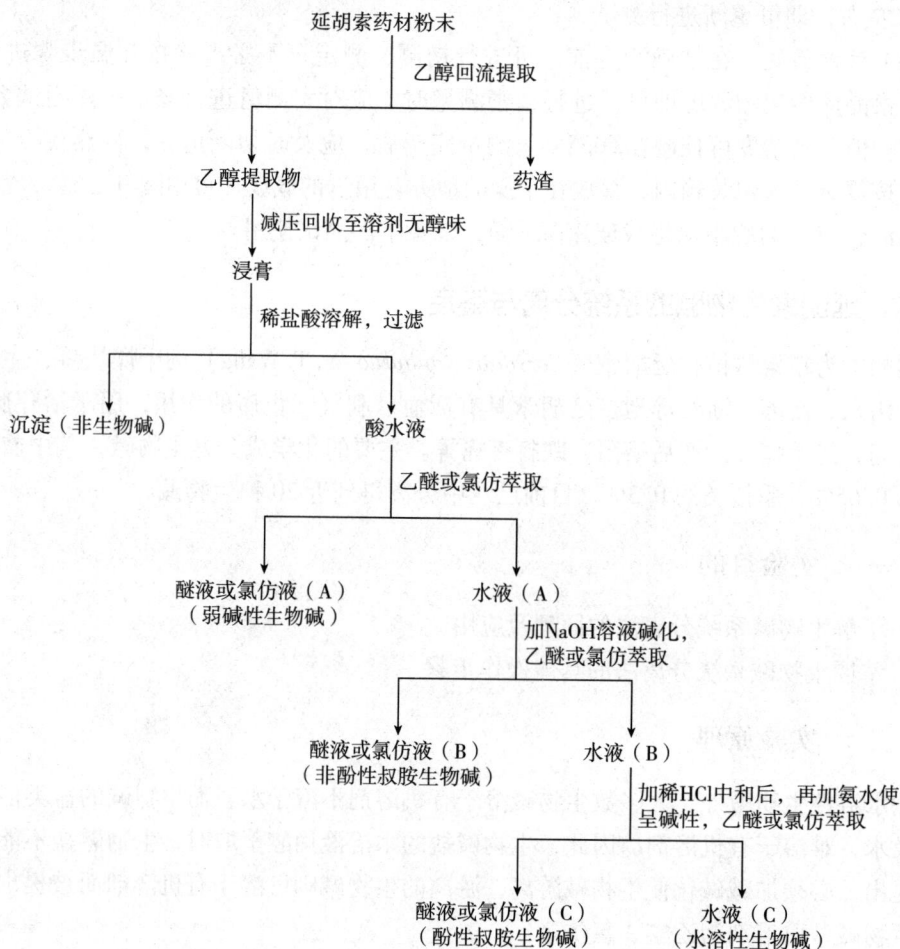

延胡索药材粉末
乙醇回流提取

乙醇提取物　　　　　药渣

减压回收至溶剂无醇味

浸膏

稀盐酸溶解，过滤

沉淀（非生物碱）　　　酸水液

乙醚或氯仿萃取

醚液或氯仿液（A）　　　水液（A）
（弱碱性生物碱）

加NaOH溶液碱化，
乙醚或氯仿萃取

醚液或氯仿液（B）　　　水液（B）
（非酚性叔胺生物碱）

加稀HCl中和后，再加氨水使
呈碱性，乙醚或氯仿萃取

醚液或氯仿液（C）　　　水液（C）
（酚性叔胺生物碱）　　　（水溶性生物碱）

图 2-20　延胡索中酚性叔胺及水溶性生物碱的提取分离操作流程图

（四） 鉴定

药材用罂粟科紫堇属植物延胡索（又名元胡、玄胡）*Corydalis yanhusuo* W. T. Wang 块茎粉末。

1. 预试

按"实验十 中药（天然药物）化学成分的系统预试验"中检查生物碱的实验方法进行操作。

2. 生物碱的系统分离及鉴定

取延胡索粉末 10g，加 95% 乙醇 15mL，水浴回流 30 分钟，将提取液转移到圆底烧瓶中。药渣如前法再提取一次，回流 10 分钟，合并提取液，用旋转蒸发仪浓缩至无醇味。用 5% 盐酸 30mL 搅拌溶解，冷却后过滤，得澄明水液。残渣用 5% 盐酸 15mL，同前再操作一次，水液合并。

（1）**弱碱性生物碱的分离**　用乙醚 8mL 萃取前面所得酸水液，并按以下操作步骤检查：取醚层 4mL，再以稀酸水萃取，取酸水层分别与四种生物碱沉淀试剂做沉淀反应，然后根据沉淀产生与否决定是否再萃取，直至沉淀反应阴性为止，得醚液（A）。

（2）**非酚性叔胺生物碱的分离**　取水液（A）2mL，分为 4 份，做沉淀反应，若产生明显沉淀，则将其余水液（A）用 2mol/L NaOH 调至 pH 大于或等于 10，用 8mL 乙醚萃取，同上法操作，得醚液（B）。

（3）**酚性叔胺生物碱的分离**　取水液（B）2mL 酸化至 pH 小于 3，分为 4 份做沉淀反应，若产生明显沉淀，向水液（B）中加 2% 盐酸中和，再用 5% 氨水调至 pH 等于 9 左右，同上法操作，得醚液（C）。

（4）**水溶性生物碱的鉴定**　取 2mL 水液（C）用 2% 盐酸酸化至 pH 小于 3，分为 4 份做沉淀反应。若沉淀反应为阳性，则表明含水溶性生物碱。

实验九　鞣　质

一、鞣质类化合物的鉴别

（一）目的要求

了解鞣质的通性和两类鞣质的区别。

（二）实验原理

鞣质是一类分子较大，结构较复杂，具有鞣革性能的多元酚类化合物。基于酚类化合物的性质和鞣质特有的性能来检查中药中的鞣质成分。

（三）鉴别反应及操作方法

1. 供试液的制备

取五倍子（含可水解鞣质）、儿茶（含缩合鞣质）、没食子酸少量（约 0.1g），分别置于大试管中，各加蒸馏水约 10mL，煮热至沸，过滤，滤液用于以下实验。

2. 鉴别试验

（1）**一般试验**　取制备的鞣质试液，尝其涩味，以 pH 试纸检查溶液是否呈酸性。

$FeCl_3$ 反应：取制备的鞣质溶液及没食子酸溶液各 1~2mL，分别加入 $FeCl_3$ 试液，观察所呈现的颜色。

（2）**沉淀蛋白反应**　取鞣质和没食子酸溶各 1~2mL，分别加入明胶液数滴，观察产生沉淀的情况。

结果：五倍子生成白色沉淀，儿茶有少量沉淀，没食子酸无沉淀。

（3）与生物碱的反应 取上述供试液各 1~2mL，分别加入 1mL 硫酸奎宁溶液，观察之。

结果：五倍子和儿茶产生沉淀，没食子酸无沉淀。

（4）可水解鞣质与缩合鞣质的区别鉴定

①鞣红反应：取五倍子、儿茶供试液各 1~2mL 于试管中，分别加 HCl 10.5mL，加热煮沸 10~30 分钟，放置，观察反应变化。

②溴水反应：取五倍子、儿茶供试液各 1~2mL 于试管中，各加入溴水 4~5 滴，观察反应变化。

③石灰水反应：取五倍子、儿茶供试液各 1~2mL 于试管中，分别加入新配制石灰水数滴，观察反应变化。

结果：五倍子产生青灰色的沉淀，儿茶产生棕红色沉淀。

④在醋酸溶液中与醋酸铅的反应：取五倍子、儿茶供试液各 1~2mL，分别加醋酸溶液数滴，摇匀后分别加醋酸铅数滴，观察现象。

结果：五倍子产生的沉淀不溶于醋酸溶液中，儿茶产生的沉淀可溶于醋酸溶液中。

二、虎杖中鞣质的提取、分离

虎杖（*Polygonum Cuspidatum* Sieb. et Zucc）的根有利湿退黄、活血通经、通络止痛的功效，含大量的鞣质，可以治疗烧伤。目前，临床上还用作治疗胆道疾病的主药。

（一）目的要求

1. 掌握鞣质的性质及鉴定方法。
2. 掌握直接由植物原料中提取鞣质的原理和方法。

（二）实验原理

鞣质易溶于甲醇、乙醇、乙酸乙酯、含水丙酮、乙醚-乙醇混合液等溶剂中。

（三）仪器与试剂

仪器：回流装置、旋转蒸发器、抽滤器、漏斗。
试剂：虎杖药材、乙醇、氯仿、乙酸乙酯。

（四）提取分离流程

从虎杖提取分离虎杖鞣质的操作流程见图 2-21。

```
                        虎杖根茎粗粉
                            │乙酸乙酯冷浸
                        乙酸乙酯冷浸液
                            │减压浓缩，回收溶剂
                        浸膏
                            │加水分散后，用氯仿萃取
                ┌───────────┴───────────┐
              水液                      氯仿液
                │乙酸乙酯萃取，滤去萃取过程产生的沉淀
        ┌───────┴───────┐
      水层（弃）      乙酸乙酯层
                        │减压浓缩后用水溶
                        │解，再用乙醚萃取
                ┌───────┴───────┐
              乙醚层           水层
                                │冷冻干燥
                              粗虎杖鞣质
```

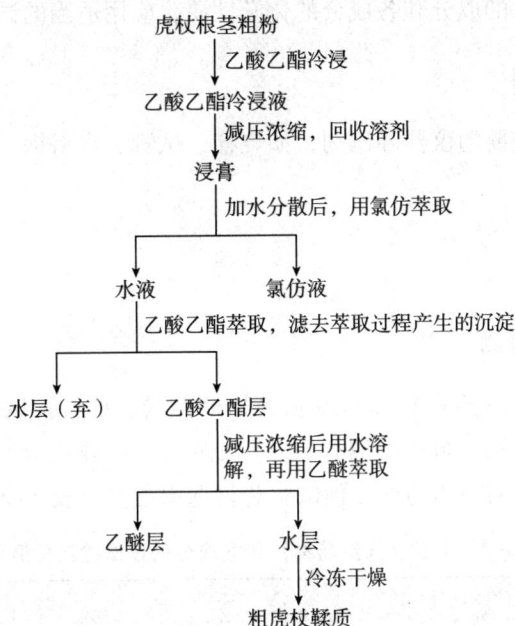

图 2-21　从虎杖中提取分离虎杖鞣质操作流程图

实验十　中药（天然药物）化学成分的系统预试验

中药（天然药物）中所含的化学成分比较复杂，在研究某中药（天然药物）的化学成分之前，一般应先进行预试验，初步了解其中可能含有哪些类型的成分，以便对提取、分离工作提供有益的参考，预试验一般可分为两大类：一类是单项预试验，即可根据需要，重点检查某类化学成分的存在与否；另一类是系统预试验，即选用定性试验及薄层层析等方法，对中药（天然药物）中各类化学成分进行比较全面的检查，然后进行综合分析，初步判断有或无哪些成分存在。

预试验的结果一般只能作为参考，这是由于有些定性试验不是某类化学成分的特效、专一反应，同时在进行试验时，几种化学成分之间会发生相互干扰，使反应结果呈假阳性，故常须对某些类型化学成分进一步做层析法（TLC 或 PC）检查，才能进一步作出较恰当的判断。

一、目的要求

1. 了解中药（天然药物）化学成分系统预试的意义。
2. 掌握中药（天然药物）化学成分系统预试的程序和方法，并对预试结果进行正确判断。

二、实验原理

利用中药（天然药物）中各类成分溶解性的不同，采取数种溶剂制备预试液，再根据各种溶剂可溶解出的成分和各成分的化学性质，应用适当的试剂和方法进行检查。

三、仪器与试剂

实验前应准备所需要的仪器和试剂，如烧杯、试管、水浴锅、电炉、酒精灯及预试验所需的试剂、试药。

四、实验步骤

（一）记录及预测

记录预试中药（天然药物）编号及相关物理性状；如：预试验药材的药用部位及特征（如色、嗅、味等）；预测中药材的植物来源以及主要成分（为保证预试验结果，预试验需选用化学成分明晰的药材，预试验药材选用可参考表2-2）。

表2-2　中药（天然药物）化学成分的预试验药材清单

编号	药材名称（药材植物拉丁名）	编号	药材名称（药材植物拉丁名）
1	柴胡 （北柴胡 *Bupleurum chinense*、 红柴胡 *Bupleurum scorzonerifolium*）	11	穿心莲 （穿心莲 *Andrographis paniculata*）
2	连翘 （连翘 *Forsythia suspensa*）	12	黑骨藤 （西南杠柳 *Periploca forrestii*）
3	苦参 （苦参 *Sophora flavescens*）	13	九节茶 （草珊瑚 *Sarcandra glabra*）
4	麻黄 （草麻黄 *Ephedra sinica*、 中麻黄 *Ephedra intermedia*、 木贼麻黄 *Ephedra equisetina*）	14	千里光 （千里光 *Senecio scandens*）
5	防己 （粉防己 *Stephania tetrandra*）	15	吴茱萸 （吴茱萸 *Evodia rutaecarpa*）
6	小血藤 （茜草 *Rubia cordifolia*）	16	黄精 （多花黄精 *Polygonatum cyrtonema*）
7	银杏叶 （银杏 *Ginkgo biloba*）	17	石韦 （庐山石韦 *Pyrrosia sheareri*）
8	金银花 （忍冬 *Lonicera japonica*）	18	田基黄 （地耳草 *Hypericum japonicum*）
9	白花前胡 （前胡 *Peucedanum praeruptorum*）	19	百合 （百合 *Lilium brownii*）
10	丹参 （丹参 *Salvia miltiorrhiza*）	20	黄药子 （黄独 *Dioscorea bulbifera*）

（二） 预试中药 （天然药物） 处理

将检品碾成粗粉或剪成细块（如为鲜品应在60℃左右干燥）。

（三） 预试液的制备

1. 水提取液

（1）冷水浸液　称取样品粗粉5g，置于100mL的三角烧瓶中，加蒸馏水50~60mL室温浸泡过夜，过滤出约20mL滤液供检查氨基酸、多肽、蛋白质用。

（2）热水提取液　将上述剩余的冷水浸泡液连同滤渣于水浴上60℃左右热浸半小时，趁热过滤，滤液供检查糖、有机酸、皂苷、苷类、酚类、鞣质等成分用。

2. 乙醇提取液

另称取样品粗粉10g，置于250mL圆底烧瓶中，加95%乙醇100mL，于水浴上加热回流1小时，稍冷后加入蒸馏水使其含醇量为70%，冷至室温，过滤，滤液转移至分液漏斗中；用100mL石油醚（60~90℃）分两次萃取，每次用石油醚50mL，以除去叶绿素等，分出下层乙醇提取液，浓缩至40~50mL，加95%乙醇50mL溶解后过滤，滤液供检查黄酮、蒽醌、香豆素、萜类、甾体化合物、内酯化合物、强心苷、有机酸、酚类、鞣质等成分用。

3. 酸性乙醇提取液

称取样品粗粉2g，加0.5%硫酸的乙酸溶液10mL，于水浴上加热回流10分钟，过滤，滤液供检查生物碱用。

4. 石油醚提取液

称取样品粗粉1g，加入石油醚（60~90℃）10mL，滤液供检查挥发油、油脂、萜类、甾体化合物等成分用。

（四） 各类成分的检查

1. 检查生物碱类

取上述酸性乙醇提取液先用稀氨水调至中性，再于水浴上蒸干，残渣加5%硫酸5mL溶解后，过滤，滤液供以下试验用。

（1）碘化铋钾试验　取滤液1mL，加入碘化铋钾试剂1~2滴，如有橘红色沉淀产生，即表示可能有生物碱。

（2）碘化汞钾试验　取滤液1mL，加入碘化汞钾试剂1~2滴，如有浅黄色或白色沉淀产生，即表示可能有生物碱。

（3）硅钨酸试验　取滤液1mL，加入硅钨酸试剂1~2滴，如有浅黄色或灰白色沉淀产生，即表示可能有生物碱。

2. 检查氨基酸、多肽和蛋白质类

（1）加热沉淀试验　取冷水浸液1mL，加热煮沸，如产生浑浊或沉淀，即表示可能有蛋白质。

（2）双缩脲试验　取冷水浸液 1mL，加入 10% 氢氧化钠水溶液 2 滴，摇匀，再滴加 0.5% 硫酸铜水溶液 1~2 滴，摇匀，如显红色，红紫色或紫色，即表示可能有多肽、蛋白质。

（3）茚三酮试验　取冷水浸液 1mL，加入 0.2% 茚三酮乙醇溶液 2~3 滴，摇匀，于沸水浴中加热 5 分钟，冷却后，如显蓝色或蓝紫色，即表示可能有氨基酸、多肽和蛋白质。

（4）吲哚醌试验　取冷水浸液滴于滤纸片上，干燥后，喷洒吲哚醌试剂，于 120℃ 加热 5 分钟，若斑点显各种颜色，即表示可能有氨基酸。

3. 检查还原糖、多糖和苷类

（1）斐林反应　取热水提取液 1mL，加入新配制的斐林（Fehling）试剂 4~5 滴，在沸水浴上加热 5 分钟，如产生砖红色沉淀，即表示有还原糖或其他还原性物质。若现象不明显，可另取热水提取液 4mL，加入 10% 盐酸 1mL 于水浴上加热 10 分钟使其水解，冷却后，若有沉淀应过滤，然后加入 5% 氢氧化钠水溶液调至中性，再加入斐林试剂 1mL 于沸水浴上加热 5 分钟，如产生砖红色沉淀，即表示可能有多糖或苷类。

（2）α-萘酚试验　取热水提取液 1mL，加入 5% α-萘酚乙醇液 2~3 滴，摇匀，沿试管壁缓缓加入浓硫酸 1mL，在试液与硫酸的交界面产生紫色或紫红色环，即表示有糖类或苷类。

（3）多糖的试验　取热水提取液 5mL，于水浴上蒸发至 1mL，再加入 95% 乙醇 5mL，若生成沉淀，过滤，用少量乙醇洗涤沉淀，再将沉淀溶于 3mL 水中，加入 10% 盐酸 1mL，于水浴上加热 10 分钟使其水解，冷却后，加 5% 氢氧化钠水溶液调至中性，然后加入斐林试剂 1mL，于沸水浴上加热 5 分钟，如产生砖红色沉淀，即表示有多糖。

4. 检查皂苷类

（1）泡沫试验　取热水提取液 1~2mL 置于试管中，密塞，激烈振摇 2 分钟，如产生大量持续性泡沫，且放置 1 分钟以上，或加热，或加入乙醇泡沫均无明显地减少，即表示可能有皂苷。

（2）醋酐-浓硫酸反应　取热水提取液 2mL，置于小瓷蒸发皿中，于水浴上蒸干，残留物加冰醋酸 1mL 溶解，再加醋酐 1mL，浓硫酸 1 滴，如反应液颜色由黄→红→紫→蓝→污绿色，即表示可能有甾体皂苷；如反应液颜色由黄→红色不呈污绿色，即表示可能有三萜皂苷。

（3）溶血试验　取热水提取液滴于滤纸片上，等干燥后，喷洒红细胞悬浮液，数分钟后，在红色背景中如出现白色或淡黄色斑点，即表示可能有皂苷。

5. 检查有机酸类

（1）pH 试纸试验　取热水提取液及乙醇提取液，分别用 pH 试纸检查其 pH 值，如呈酸性，即表示可能有游离羧酸或酚性化合物。

（2）溴酚蓝试验　取乙醇提取液滴于滤纸片上，待干燥后，喷洒 0.1% 溴酚蓝的 70% 乙酸溶液，如在蓝色背景上显黄色斑点，即表示可能有有机酸。若斑点不明显，可再喷洒氨水，然后暴露在盐酸蒸气中，背景逐渐由蓝色变黄色，而有机酸斑点仍显蓝色。溴酚蓝变色范围是：3.0（黄色）~4.6（紫色）。

（3）溴甲酚绿试验　取乙醇提取液滴于滤纸片上，等干燥后，喷洒 0.04% 溴甲酚绿乙醇溶液，如蓝色背景上显黄色斑点，即表示可能有有机酸。溴甲酚绿变色范围是：3.8（黄色）~5.4（蓝色）。

6. 检查酚类化合物和鞣质类

（1）三氯化铁试验　取热水提取液及乙醇提取液各 1mL（若提取液为酸性，可直接进行检查，若为碱性应先加醋酸酸化），加 1% 三氯化铁试剂 1~2 滴，如反应液呈绿色、蓝绿色、墨绿色、蓝紫色，即表示可能有酚类化合物或鞣质。

（2）三氯化铁-铁氰化钾反应　取热水提取液及乙醇提取液分别滴于滤纸片上，待干燥后，喷洒三氯化铁-铁氰化钾试剂，如斑点呈蓝色，即表示可能有酚类、鞣质或还原性化合物。

（3）香草醛-盐酸反应　取热水提取液及乙醇提取液分别滴于滤纸片上，待干燥后，喷洒香草醛-盐酸试剂，如斑点呈不同程度的红色，即表示有间苯二酚和间苯三酚类的化合物。

（4）明胶试验　取热水提取液 1mL，加入氯化钠-明胶 2~3 滴，如有沉淀产生，即表示可能有鞣质。

7. 检查甾体及三萜类化合物

（1）醋酐-浓硫酸反应　取乙醇提取液 2mL，置于小瓷蒸发皿中，于水浴上蒸干，残留物加冰醋酸 1mL 溶解，再加醋酐 1mL，然后滴加浓硫酸 1 滴，如反应液颜色由黄→红→紫→蓝→污绿色，即表示可能有甾体化合物；如反应液颜色仅由黄→红→紫红色，即表示可能有三萜类化合物。

（2）氯仿-浓硫酸反应　取乙醇提取液 2mL，置于小瓷蒸发皿中，于水浴上蒸干，残留物加氯仿 1mL 溶解，并转移至小试管中，沿管壁加入浓硫酸 1mL，如氯仿层显红色或青色，硫酸层于紫外光灯下观察有绿色荧光，即表示可能有甾体化合物。

8. 检查黄酮类化合物

（1）盐酸-镁粉反应　取乙醇提取液 1mL，加入镁粉少许，再加入浓盐酸 2~3 滴（必要时水浴加热），如反应液或产生的泡沫显红→紫红色，即表示可能有黄酮类化合物。

（2）三氯化铝反应　取乙醇提取液滴于滤纸片上，待干燥后，喷洒 1% 三氯化铝乙醇溶液，如斑点呈黄色，于紫外灯下检视呈明显的黄色或黄绿色荧光，即表示可能有黄酮类化合物。

（3）氨熏试验　取乙醇提取液滴于滤纸片上，待干燥后，置于浓氨水瓶上熏半分钟，如斑点显黄色或黄色加深，当滤纸片离开氨蒸气数分钟后，黄色减弱或消退；另将氨熏后的滤纸置于紫外光灯下检视，斑点呈黄色荧光，即表示可能有黄酮类化合物。

9. 检查内酯、香豆素及其苷类

（1）荧光试验 取乙醇提取液滴于滤纸片，待干燥后，于紫外灯检视，如斑点呈蓝色荧光，喷洒1%氢氧化钾试剂后斑点有荧光颜色转变为黄绿色，即表示可能有香豆素及其苷类。

（2）重氮化反应 取乙醇提取液1mL，加入3%碳酸钠水溶液1mL于沸水浴加热3分钟，冷却后，加入新配制的重氮化试剂1~2滴，如显红色，即表示可能有香豆素及其苷类。

（3）异羟肟酸铁反应 取乙醇提取液1mL，加7%盐酸羟胺甲醇液3~5滴和10%氢氧化钾液10滴，于水浴上加热至反应开始（有气泡产生），冷却，再加入5%盐酸使成弱酸性，加1%三氯化铁水溶液5滴，如反应液有橙红色或紫红色出现，即表示可能有酯类、内酯类、香豆素及其苷类。

10. 检查强心苷类

（1）3,5-二硝基苯甲酸反应（Kedde反应） 取乙醇提取液1mL，加3,5-二硝基苯甲酸试剂3~4滴，如反应液呈红色或紫色，即表示可能有强心苷。

（2）碱性苦味酸反应（Baljet反应） 取乙醇提取液1mL，加碱性苦味酸试剂1~2滴，如反应液呈橙色或红色，即表示可能有强心苷。

（3）亚硝酰铁氰化钠反应（Legal反应） 取乙醇提取液1mL，置于小瓷蒸发皿中，于水浴上蒸干，残留物加吡啶1mL溶解，再加0.3%亚硝酰铁氰化钠溶液4~5滴，混匀，再加入10%氢氧化钠溶液1~2滴，混匀，如反应液呈红色，且颜色又逐渐消退，即表示可能有强心苷。

11. 检查蒽醌类

（1）碱液试验（Bornträger反应） 取乙醇提取液1mL，加入10%氢氧化钠水溶液1mL，如反应液呈红色，再加入30%过氧化氢5滴，加热后，红色不消退，用5%盐酸酸化后，如红色消退，即表示有蒽醌及其苷类。

（2）醋酸镁反应 取乙醇提取液1mL，加1%醋酸镁甲醇溶液1~2滴，如反应液呈红色，即表示有蒽醌及其苷类。

（3）硼酸溶液试验 取乙醇提取液滴于滤纸片上，待干燥后，喷洒1%硼酸水溶液，如斑点呈橙黄色或红色，且于紫外灯下检视有荧光，即表示有蒽醌及其苷类。

12. 检查挥发油、油脂类

（1）油斑试验 取石油醚提取液滴于滤纸片上，如油斑在室温下可挥发不留痕迹，即表示可能有挥发油；如油斑不消失，即表示有油脂类。

（2）磷钼酸试验 取石油醚提取液滴于滤纸片上，喷洒25%磷钼酸乙醇液，115~118℃加热2分钟，如斑点呈蓝色，背景为黄绿色或藏青色，即表示有油脂、三萜及甾醇类。

（3）香草醛-硫酸试验 取石油醚提取液滴于滤纸片上，喷洒香草醛60%硫酸试剂，如斑点呈红、蓝、紫等各种颜色，即表示可能有挥发油、萜类和甾醇类。

（五）圆形滤纸色谱预试法

1. 操作步骤

取直径 12.5cm 新华滤纸一张，在滤纸中心打一小孔，以备插入滤纸芯用。将样品提取液 0.1mL 左右滴加在距中心 1cm 处（用毛细管滴加），如图 2-22 所示。一张滤纸可以同时滴 7~8 个点，将滤纸芯插入中心小孔，移到盛有展开剂的直径为 12cm 的培养皿中，滤纸上再盖上同样直径的培养皿，进行层析，溶剂前沿达到滤纸边沿后，取出滤纸，挥去溶剂，喷上显色剂，预试样品成分。

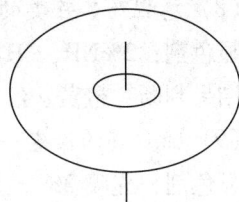

图 2-22　圆形滤纸

如要测定不同样品中同类成分分布情况，则可在同一滤纸上滴加各种中药的醇提液，展开后，喷上同一种显色剂。如若检查同一样品中几种成分的分布情况则可在同一滤纸上滴加同一中药醇提液，展开后将滤纸剪成 10 份，分别喷以不同显色剂。

显色剂选择：见各类成分鉴定所用显色剂。

展开溶剂：甲醇或 95% 乙醇。

2. 各类成分鉴定所用显色剂

（1）酚类成分检查——水浸液

显色剂：三氯化铁-铁氰化钾。

结果判断：蓝、蓝紫色斑点为阳性反应。

（2）有机酸的检查——水浸液

显色剂：溴酚蓝。

结果判断：蓝色背景上显红色，若不够明显再喷洒氨水，然后再暴露在盐酸气体中，背景逐渐由蓝色变为黄色而有机酸斑点仍为蓝色。

（3）氨基酸的检查——水浸液

显色剂：0.25% 茚三酮水溶液，喷后 80℃ 烘 10 分钟。

结果判断：红色、蓝色、蓝紫色斑点为阳性反应。

（4）还原糖检查——水浸液

显色剂：氨性硝酸银试剂。

结果判断：褐色、棕褐色斑点为阳性反应。

（5）萜类、甾体的检查——醇提液

显色剂：5% 磷钼酸乙醇液，喷后 20℃ 烘 5 分钟。

结果判断：蓝、蓝紫色斑点为阳性反应。

（6）生物碱的检查——醇提液

显色剂：改良碘化铋钾。

结果判断：棕色或红色斑点为阳性反应。

（7）黄酮及其苷类的检查——醇提液

显色剂：先在紫外灯下观察荧光，然后喷以 1%AlCl$_3$ 试液，再观察荧光是否加强。

结果判断：在紫外灯下呈黄色、黄绿色、蓝色荧光，喷 1%AlCl$_3$ 使荧光增强为阳性反应。

（8）蒽醌及其苷类的检查——醇提液

显色剂：2%NH$_3$·H$_2$O 试剂。

结果判断：橙黄、红、紫红色斑点为阳性反应。

（9）强心苷的检查——醇提液

显色剂：先喷 2% 3,5-二硝基苯甲酸乙醇液，再喷 4%NaOH 乙醇液。

结果判断：紫红色斑点为阳性反应。

（10）香豆素及其苷的检查——醇提液

显色剂：先喷异羟肟酸铁试剂［1%盐酸羟胺甲醇液（饱和液）与 1%KOH 甲醇液（饱和液）］，烘干后再喷以 2%FeCl$_3$ 液，80℃烘 2 分钟。

结果判断：蓝、紫色斑点为阳性反应。

（六）各类成分的层析检查

中药（天然药物）化学成分的预试验除用上述的定性反应外，还可用层析法进行，它不仅可以减少成分间的相互干扰，使层析结果容易判断，还可以根据层析所用的条件，如展开剂的组成、层析类别以及色斑的比移值（R_f 值），初步判断样品中所含化学成分的类别，甚至可以通过和标准样品对照，初步确定样品中含有何种化合物。

用层析法预试各类化学成分的参考层析条件见表 2-3。

表 2-3　层析检查的层析类别、流动相及显色剂

化学成分类别	层析类别	流动相	显色剂
生物碱类	氧化铝层析（中性、碱性）	氯仿-甲醇（9:1） 苯-乙醇（8:2）	改良碘化铋钾试剂
	硅胶 G 层析	环己烷-二乙胺（9:1） 氯仿-丙酮-二乙胺（5:4:1） 二甲苯-正丁醇-甲醇-二乙胺（40:40:6:2）	改良碘化铋钾试剂
氨基酸类	纸层析	正丁醇-醋酸-水（4:1:5，上层）	茚三酮试剂
	硅胶 G 层析	正丁醇-醋酸-水（4:1:1）	茚三酮试剂
糖类	纸层析	乙酸乙酯-吡啶-水（2:1:2）	茴香胺-邻苯二甲酸试剂
	硅胶 G 层析	丁酮-醋酸-水（6:1:3） 乙酸乙酯-甲醇-醋酸-水（12:3:3:2）	茴香醛-硫酸试剂
皂苷类	硅胶 G 层析	正丁醇-乙醇-25%氨水（7:2:5） 氯仿-甲醇-水（65:35:10）	喷雾 10%硫酸乙醇液后于 100℃左右加热数分钟
	氧化铝层析	己烷-乙酸乙酯（7:3） 苯-乙酸乙酯（7:3）	喷雾 10%硫酸乙醇液后于 100℃左右加热数分钟

续表

化学成分类别	层析类别	流动相	显色剂
有机酸类	纸层析	正丁醇-醋酸-水（4：1：5，上层）	喷雾0.1%溴酚蓝乙醇液后于110℃左右加热数分钟
	硅胶G层析	苯-甲醇-醋酸（79：14：7）	喷雾0.1%溴酚蓝乙醇液后于110℃左右加热数分钟
酚类、鞣质	纸层析	正丁醇-醋酸-水（4：1：5，上层）	1%三氯化铁乙醇溶液
	硅胶G层析	氯仿-丙酮（9：1）	1%三氯化铁乙醇溶液
黄酮类化合物	聚酰胺层析	水-乙醇-乙酰丙酮（4：2：1）	于紫外光灯下检视①氨熏②1%三氯化铝乙醇溶液
		正丁醇-醋酸-水（4：1：5，上层）	于紫外光灯下检视①氨熏②1%三氯化铝乙醇溶液
	硅胶G层析	乙酸乙酯-丁酮-甲酸-水（5：3：1：1）	于紫外光灯下检视①氨熏②1%三氯化铝乙醇溶液
香豆素类	硅胶G层析	甲苯-甲酸乙酯-甲酸（5：4：1）石油醚-乙酸乙酯（5：1）	于紫外光灯下检视，重氮化试剂
	纸层析	正丁醇-醋酸-水（4：1：5，上层）	于紫外光灯下检视，重氮化试剂
强心苷类	硅胶G层析	乙酸乙酯-吡啶-水（5：1：4）二氯甲烷-甲醇-甲酰胺（80：19：1）	碱性3,5-二硝基苯甲酸试剂
	纸层析	正丁醇-醋酸-水（4：1：5，上层）	碱性3,5-二硝基苯甲酸试剂
蒽醌类	硅胶G层析	苯-乙酸乙酯（8：2）石油醚-甲酸乙酯-甲酸（15：5：1）	①氨熏②5%氢氧化钾乙醇溶液
	纸层析	正丁醇-醋酸-水（4：1：5，上层）甲苯-醋酸-水（5：5：1）	①氨熏②5%氢氧化钾乙醇溶液
挥发油类	硅胶G层析	石油醚、正己烷、石油醚-乙酸乙酯（95：5）正己烷-乙酸乙酯（85：15）	喷雾茴香醛-硫酸试剂后于105℃加热数分钟

（七）　预试结果判断

由于预试一般是用粗提物，结果不如纯品明显，有些反应为几类成分所共有（如三氯化铁反应），相反也有个别反应有一定的局限性（如盐酸镁粉反应），因此预试只能作为成分检查的初步判断，根据预试结果，如某类成分的检查均为阳性反应，则含有某类成分；如部分为阳性反应，或由于干扰以致难以判断，则认为可能含有某类成分；如均为阴性反应，则可能无某类成分。

（八）　实验说明及注意事项

1. 系统预试结束以后，首先对反应结果明显的成分进行分析判断，作出初步结论。若某些反应的结果不十分明显，应处理供试液，再进行检识，或再选择一些试剂进行检识。

2. 判断层析各反应结果时，应进行综合考虑。例如，酚类的检识为阳性反应时，应当考虑简单酚类化合物、鞣质以及黄酮、蒽醌、香豆素等含酚羟基化合物都有可能呈现阳性反应。此时应配合这些化合物的检识反应，方能作出合理的判断。

中药（天然药物）中成分十分复杂，虽经过水、乙醇、乙酸乙酯、石油醚等溶剂的系统分离，但各溶剂中仍混有多种化合物，进行检识反应时，成分间的相互干扰仍然存在。另外，由于检识反应本身的限制（如反应的灵敏度不高、专属性不强等），通过系统预试，一般只能提供样品中可能含有哪几类化学成分，而不能确定是何种单一的成分。

（九） 预试报告记录

1. 预试中药名称（植物中文名、拉丁学名、地方名等）及主要功效。
2. 药用部分特征（色、嗅、味等）。
3. 化学成分预试及初步判断

成分类别	试剂	反应现象	结果	初步判断
生物碱				
生物碱				
生物碱				

结果以+、±、-表示。

4. 结论。
5. 预试日期。
6. 预试人姓名。
7. 报告日期。

附 录 ▷▷▷▷
··················

附录一　常用有机溶剂的理化常数和精制方法

1. 甲醇 CH₃OH

分子量 32.04，bp 64.7℃，d_4^{20} 0.7924，η_D^{15} 1.3366，闪点 12℃，爆炸极限 6.0% ~ 36.5‰（V/V），介电常数（ε）32.7。

能与水以任意比例互溶，但不形成恒沸混合物。溶于醇类、乙醚、苯及其他有机溶剂，易挥发、燃烧，有毒，特别是损害视力。可能存在的杂质有水、丙酮、甲醛、乙醇及甲基甲酰胺等。

含水量低于 0.5% 的甲醇，经重蒸馏即可除去水。含水量低于 0.01% 的甲醇，用分馏法或用 4Å 分子筛干燥。

绝对无水甲醇的制备：无水甲醇 3L，分 3 次加入清洁镁片 25g 和碘 4g；油浴加热至沸，待反应缓慢后，再加热回流 2 小时，然后蒸馏即得。

杂质的去除：用高锰酸钾法大致测定醛酮含量后，加入过量的盐酸羟胺，回流 4 小时，再重蒸。或将碘的碱性溶液与甲醇共热，使醛、酮氧化成碘仿，然后再用分馏柱精制。

甲醇不能用生石灰干燥，因甲醇能与石灰、水形成处于平衡状态的复合物，水分不但无法除尽，石灰还要吸附 20% 左右的甲醇。

2. 乙醇 CH₃CH₂OH

分子量 46.07，bp 78.5℃，d_4^{25} 0.790，η_D^{20} 1.3610，闪点 9℃，爆炸极限 3.5% ~ 18.0‰，介电常数（ε）24.6。

能与水任意比例互溶，溶于醇类、乙醚、苯、石油醚等有机溶剂。与水能形成恒沸混合物，恒沸点 78.17℃，含水 4.47%（W/W）；易挥发、易燃烧。

常见的杂质为水、丙酮、甲醛等，市售无水乙醇常含有苯、甲苯等。

无水乙醇的制备：取 95% 乙醇 1000mL，加生石灰 250g，回流 6 小时后，重蒸即得无水乙醇，其乙醇含量约为 99.5%。

绝对无水乙醇的制备：取无水乙醇 3L，加清洁镁片 15g，分 3 次加入碘 3g，回流 2~4 小时，待镁片全呈粉状后，蒸馏即得 99.95% 以上的乙醇。由于乙醇具有强烈的吸水性，操作中必须注意防止吸收空气中的水分。所用仪器应事先于烘箱内干燥，临用时取出。反应机制如下（碘的加入能促进醇镁的生成）：

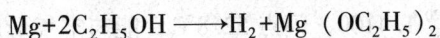

$$Mg + 2C_2H_5OH \longrightarrow H_2 + Mg(OC_2H_5)_2$$

$$Mg（OC_2H_5）_2+H_2O \longrightarrow Mg（OH）_2+2C_2H_5OH$$

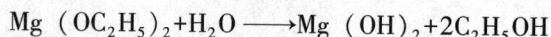

市售的乙醇常含有醛、酮，无水乙醇因采用苯共沸蒸馏所得，故常含有苯、甲苯，二者均不宜用于光谱分析。可用下法精制：95%乙醇1000mL，加25mL浓硫酸，水浴回流数小时后，蒸馏，初馏分50mL及残馏分100mL弃去，所得主馏分即可除去苯及甲苯等杂质。在主馏分中加8g硝酸银，热溶后再加固体氢氧化钾15g，回流1小时，此时溶液中混有黏土色的氢氧化银悬浊液被醛、酮等物质还原，沉降出黑色的还原银，此反应约需20~30分钟，若较早出现黑色沉淀，说明乙醇中含较多的还原性物质，将乙醇蒸出后，再加硝酸银、氢氧化钾（1:2，W/W），重复操作至无黑色沉淀析出为止。继续加热30分钟，蒸出乙醇，弃去初馏分50mL及残馏分100mL，收集的主馏分再重蒸一次，以去除微量的碱和银离子。此法制得的乙醇含水为3%~6%，在200nm处有末端吸收，可用于紫外光谱分析。

3. 丙醇 $CH_3CH_2CH_2OH$

分子量60.09，bp 97.2℃，d_4^{20} 0.804，η_D^{20} 1.385，闪点22℃，爆炸极限2.5%~8.7%（V/V），介电常数（ε）20.3。

能与水以任意比例互溶，与醇、醚等有机溶剂互溶。能与水形成恒沸混合物，恒沸点88℃，含水28%。易燃烧。

主要杂质为水和丙烯醇。除水方法可参见无水乙醇的制备。加2.5%琥珀酸乙酯回流2小时，重蒸即可除去丙烯醇。

4. 异丙醇 $CH_3CHOHCH_3$

分子量60.09，bp 82.4℃，d_4^{20} 0.785，η_D^{20} 1.3772，闪点12℃，爆炸极限3.8%~10.2%（V/V），介电常数（ε）19.9。

能与水以任意比例互溶，且能形成含水12%、沸点为80℃的恒沸混合物，与醇、醚等有机溶剂互溶，易燃。

一般重蒸即可精制，过多的水分可用3Å或4Å分子筛或生石灰（参见乙醇的精制）除去；重蒸后的异丙醇用5Å分子筛或无水硫酸铜干燥数天，含水量可少于0.01%，五碳以下的脂肪醇类多可采用此法干燥。

除去过氧化物的方法是：每升异丙醇加入10~15氯化亚锡，回流半小时后，再按上法脱水。

5. 正丁醇 $CH_3（CH_2）_2CH_2OH$

分子量74.12，bp 117℃，d_4^{20} 0.8098，η_D^{20} 1.3993，闪点28.8℃，爆炸极限3.7%~10.2%（V/V），介电常数（ε）17.5。

在20℃时，100g水可溶7.9g；能溶于醇、醚及其他有机溶剂；能形成含水43%、沸点93℃的共沸混合物；易燃，有毒。

所含水分可用无水硫酸镁、生石灰、固体氢氧化钠或分子筛等干燥，然后重蒸即可除去。

6. 正戊醇 $CH_3（CH_2）_3CH_2OH$

分子量88.13，bp 138.1℃，d_4^{20} 0.8168，η_D^{20} 1.4100，闪点52.8℃，能与空气形成爆

炸性混合物。

在20℃时，100g水可溶2.7g，易燃，有刺激性恶臭，有毒。

所含水分可用无水硫酸钙或碳酸钾干燥，经过滤后，分馏除去。

所含水分和氯化物可用1%~2%的金属钠经回流15小时后，再蒸馏除去。

7. 乙醚 $C_2H_5OC_2H_5$

分子量74.12，bp 34.5℃，d_4^{20} 0.7134，η_D^{20} 1.3526，闪点-41℃，爆炸极限1.85%~36.5%（V/V），介电常数（ε）4.3。

在20℃时，100g水可溶7.5g，与水能形成沸点为34℃、含水1%的共沸混合物；可溶于乙醇、氯仿、苯等有机溶剂；15℃时，乙醚中能溶1.2%的水。极易燃烧、挥发、爆炸，蒸馏时不可蒸干，附近严禁有明火；有麻醉性。

杂质多为水、乙醇、过氧化物、醛等，可用下述方法除去。

（1）每升加硫酸亚铁溶液（硫酸亚铁6g与浓硫酸6mL、水10mL配制）5~10mL或10%亚硫酸氢钠溶液，经振摇以除去过氧化物及醛。再用水洗，无水氯化钙干燥24小时，过滤，进一步用钠丝干燥，用前重蒸即可。检查乙醚中过氧化物是否存在，可以用碘化钾溶液与少量乙醚振摇，如存在过氧化物，则生成游离碘。

（2）干燥乙醚可通过活化的氧化铝（80g/700mL）。

（3）欲除去少量醇时，可加入少量高锰酸钾粉末及固体氢氧化钠（约10g），放置数小时后，在氢氧化钠表面如有棕色树脂状物质生成，可重复此操作至不生成棕色物为止，然后过滤，加无水氯化钙干燥，过滤，重蒸即可。

无水乙醇的制备：乙醚3L加入4Å分子筛（200℃烘4小时）125g，密闭浸24小时，再过粉末分子筛柱即得。

8. 丙酮 CH_3COCH_3

分子量58.08，bp 56.5℃，d_4^{20} 0.788，η_D^{20} 1.359，闪点-18℃，爆炸极限2.55%~12.8%（V/V），介电常数（ε）20.7。

能与水以任意比例互溶，形成恒沸混合物，溶于乙醚、乙醇、氯仿等有机溶剂。极易燃烧、挥发，有毒。

所含水分可用无水硫酸钙、氯化钙脱水干燥，过滤后，重蒸即可除去。

醇、醛、有机酸等杂质，可以加入少量固体高锰酸钾，回流至紫色不褪，冷却后过滤，干燥，重蒸即可除去。

注意丙酮不宜用金属钠或五氧化二磷脱水。用碱性干燥剂干燥时会生成缩合产物。

9. 丁酮（甲基丙酮）$CH_3CH_2COCH_3$

分子量72.10，bp 79.6℃，d_4^{20} 0.805，η_D^{20} 1.3790，闪点-1℃，爆炸极限2.0%~12.0%（V/V），介电常数（ε）18.5。

在20℃时，100g水可溶24g，能形成含水11%、沸点为73℃的共沸混合物；溶于醇、醚等有机溶剂。

精制方法可参照丙酮。

10. 乙酸乙酯 $CH_3COOC_2H_5$

分子量 88.10，bp 77℃，d_4^{25} 0.89，η_D^{20} 1.3719，闪点 -4℃，爆炸极限 2.2%~11.2% (V/V)，介电常数（ε）6.0。

在 20℃时，100g 水中可溶 8.6g，能形成含水 8%，沸点为 71℃的共沸混合物；溶于乙醇、乙醚、氯仿、苯等有机溶剂，易燃，有麻醉性。

常见杂质为水、乙醇、乙酸。用 5%碳酸钠溶液洗 1~2 次可洗去酸。用饱和氯化钙溶液可洗去醇，再用无水氯化钙干燥，重蒸即达到精制目的。

11. 甲酸 HCOOH

分子量 46.02，mp 8.6℃，bp 100.5℃，d_4^{20} 1.22，η_D^{20} 1.3714，闪点 63.5℃，介电常数（ε）58.5。

能与水以任意比例互溶，并能形成含水 26%，沸点为 107℃的恒沸混合物；与醇、醚、甘油等互溶。无色强酸性液体，有辛辣臭味，并有腐蚀性，为强还原剂，可燃。

直接减压分馏，收集液用冰水冷却，可得无水甲酸，或加入新制无水硫酸铜，放置数日，除去甲酸中所含的 1/2 的水，再蒸馏，于 100.5℃/760mmHg 或 25℃/40mmHg，收集无水甲酸。

12. 冰乙酸 CH_3COOH

分子量 60.05，mp 16.7℃，bp 118℃，d_4^{25} 1.049，η_D^{25} 1.3698，闪点 40℃，爆炸极限大于 4% (V/V)，介电常数（ε）6.2。

能与水以任意比例互溶，但不形成恒沸混合物；溶于醇、醚和四氯化碳，但不溶于二硫化碳，为有乙酸气味的无色液体，有腐蚀性，其蒸气有毒、易燃。

常含微量水及其他还原性物质，加入适量乙酸酐能除去所含的水，也可用冷冻法除水，将冰乙酸冷至 0~10℃，滤出凝固的冰乙酸，溶化后再冷冻一次，即可去除水分，微量水可用五氧化二磷除去。与 2%三氧化铬共热 1 小时或与 2%~5%高锰酸钾回流 2~6 小时，再分馏，可除去还原性物质。

13. 四氢呋喃 C_4H_8O

分子量 72.10，bp 66℃，d_4^{21} 0.888，η_D^{20} 1.4070，闪点 -14℃，介电常数（ε）7.6，在空气中能形成爆炸性过氧化物。

溶于水并能形成含水 5%、沸点为 64℃的恒沸混合物；溶于多数有机溶剂，为有乙醚气味的无色液体，易燃。

四氢呋喃易氧化成爆炸性过氧化物，处理前应先取少量与碘化钾酸性水溶液混合，如有过氧化物存在，即出现游离碘的颜色。此时可加 0.3%的氯化亚铜，回流 30 分钟后，蒸馏，再用分子筛或金属钠等干燥，精制后的四氢呋喃应立即使用，保存时应加入稳定剂（0.025%的 2,6-二叔丁基-4-甲基苯酚），并在氮气下置冷暗处。

14. 吡啶 C_5H_5N

分子量 79.10，bp 115℃，d_4^{24} 0.9780，η_D^{20} 1.5102，闪点 23℃，爆炸极限 1.8%~12.5% (V/V)，介电常数（ε）12.4。

能与水以任意比例互溶，并能形成含水 42%、沸点为 93℃的恒沸混合物；溶于醇、醚、苯等有机溶剂。无色或微黄色液体，易燃，显弱碱性，有恶臭；对皮肤有刺激性，吸入蒸气可出现头晕、恶心及肝脏损坏，大量吸入能麻痹中枢神经。

可用固体氢氧化钠干燥，分离析出水层后，再加固体氢氧化钠至无水层析出，然后蒸馏即得无水吡啶。

15. 二乙胺 $(C_2H_5)_2NH$

分子量 73.14，bp 55.5℃，d_4^{18} 0.711，η_D^{18} 1.3873，闪点 15℃。

溶于水、醇、乙醚中；为无色、有尿臭的挥发性可燃液体，有碱性，能蚀刻玻璃。

可与固体氢氧化钾回流，然后重蒸即得精制品。

16. 乙二胺 $H_2NCH_2CH_2NH_2$

分子量 60.10，mp 8.5℃，bp 117.1℃，d_4^{25} 0.898，η_D^{26} 1.4540，闪点 43.5℃，溶于水和乙醇，不溶于苯和乙醚，能与水蒸气一同挥发，为无色的强碱性黏稠液体，有氨味，易燃。

精制方法参见二乙胺。

17. 甲酰胺 $HCONH_2$

分子量 45.04，mp 2.55℃，bp 210.5℃（分解），d_4^{20} 1.1334，η_D^{20} 1.447，闪点 154℃，介电常数（ε）111。

溶于水、甲醇、乙醇和二元醇，不溶于烃类和乙醚，不与水形成恒沸物。有吸湿性，与醇共热能生成甲酸酯，有毒。

常含甲酸胺与酸类，以溴麝香草酚兰为指示剂，用氢氧化钠中和，加热至 80～90℃减压蒸去氨和水，再中和至甲酰胺在加热时保持中性，加入甲酸钠，在 80～90℃减压蒸去氨和水，馏液再中和，再蒸馏，然后在没有二氧化碳、水的情况下分步结晶（熔点为 2.55℃）。

18. 二甲基甲酰胺（DMF） $HCON(CH_3)_2$

分子量 73.10，bp 152.8℃，d_4^{25} 0.9445，η_D^{25} 1.4269，闪点 57.6℃，爆炸极限 2.2%～15.2%（V/V，100℃），介电常数（ε）36.7。

能与水互溶，与多数有机溶剂混溶。为无色液体，呈中性，有毒，对皮肤黏膜有轻微刺激。

用硫酸钙或硫酸镁、碳酸钾干燥后，减压蒸馏，沸点：76℃/39mmHg，153℃/760mmHg。或将 250g 二甲基甲酰胺，30g 苯和 12g 水的混合物进行分馏。首先蒸去苯、水、胺及氨，然后真空蒸馏，使蒸出较纯的 DMF。

19. 三氯甲烷（氯仿） $CHCl_3$

分子量 119.39，bp 61.2℃，d_4^{20} 1.484，η_D^{20} 1.4476，介电常数（ε）4.8。

在 15℃时，100g 水可溶 1.0g 三氯甲烷，溶于乙醇、乙醚、苯等有机溶剂。能与水、乙醇形成三元恒沸混合物，沸点为 55℃，含水 3%，含乙醇 4%，为无色液体，有毒，有麻醉性，长期接触可引起肝脏损伤。在空气中遇光能氧化，产生有毒的光气，不燃烧。

一般氯仿中均加入 0.5%～1%乙醇作为安定剂。如要去除，可用水洗数次，再用无水氯化钙干燥，重蒸即可精制；也可用浓硫酸洗涤后，用水洗，再用无水氯化钙或无水碳酸钾干燥，然后重蒸即得精制品。去掉乙醇的氯仿不宜存放。

注意氯仿应以棕色瓶避光贮存，不得用金属钠干燥！否则可能爆炸。

20. 四氯化碳 CCl₄

分子量 153.84，bp 76.8℃，d_4^{25} 1.5842，η_D^{20} 1.4603，介电常数（ε）2.2，不燃烧。

在25℃时，100g 水可溶 0.8g，能形成含水 4%、沸点为 66℃ 的共沸混合物。溶于其他有机溶剂。有轻微麻醉性，有毒，对肝和肾能引起严重的损害，吸入或接触均可导致中毒，慢性中毒症状为头昏、眩晕、倦怠无力等。常含有二硫化碳等杂质。可在1000mL 中加 50% 氢氧化钾乙醇液 100mL，60℃ 加热 30 分钟，冷后水洗数次，再用少量浓硫酸振摇多次，至酸层不再变色，再用水洗数次，最后用于水氯化钙或固体氢氧化钠脱水，蒸馏即得精制品（注意，不可用金属钠脱水）。

21. 二氯乙烷 ClCH₂CH₂Cl

分子量 98.96，bp 83.4℃，d_4^{20} 1.2569，η_D^{20} 1.4443，闪点 21℃，爆炸极限 5.8%~15.9%（V/V）。

20℃ 时，100g 水可溶 0.87g，能形成含水 18%、沸点为 72℃ 的共沸混合物。溶于其他有机溶剂。易挥发、燃烧，麻醉性，有毒，能引起皮肤湿疹，其蒸气影响视力。用浓硫酸洗涤可除去防氧化的醇，水洗，然后用稀氢氧化钾或硫酸钠振摇，再用水洗，以无水氯化钙或硫酸镁干燥，分馏即可得精制品。

22. 二硫化碳 CS₂

分子量 76.14，bp 46.25℃，d_4^{25} 1.260，η_D^{20} 1.6315，闪点 -30℃，爆炸极限 1%~50%（V/V），介电常数（ε）2.6。

20℃ 时，100g 水仅溶 0.29g，能形成含水 2%，沸点为 44℃ 的共混混合物。溶于其他有机溶剂。极易挥发、燃烧，燃点为 100℃，沸水即可引燃，燃烧时产生有毒气体，有毒，吸入或接触都能导致中毒，大量吸入可致耳聋。纯品为有香味的无色液体，久置后变黄。

市售工业品因含有硫化氢，mp 11℃，bp 101.3℃，d_4^{20} 1.0356，η_D^{20} 1.4232，闪点 18℃，爆炸极限 1.97%~25%（V/V）介电常数（ε）2.2。

能与水以任意比例互溶，能形成含水 18%，沸点 88℃ 的恒沸混合物，溶于多数有机溶剂。易燃，有毒。一般杂质为乙醛、乙烯缩醛、乙酸、水和过氧化物。本品 2L 加入浓盐酸 27mL、水 200mL 回流 12 小时，徐徐通入氨气，可除去乙醛。冷后慢慢加入固体氢氧化钾振摇至不再溶解，分层倾出二氧六环，再加固体氢氧化钾以除剩余的水，移入干净烧瓶内，与金属钠共回流 6~12 小时，然后蒸馏，即可得精制品。

23. 二氯甲烷 CH₂Cl₂

分子量 84.94，bp 40℃，d_4^{15} 1.335，η_D^{20} 1.4244，介电常数（ε）8.9。在25℃ 小，100g 水可溶 1.3g，能形成含水 2%，沸点为 39℃ 的恒沸混合物。溶于醇、醚。蒸气无燃烧性、爆炸性，但有麻醉作用，并损害神经系统，易挥发。依次用酸、碱和水洗涤，加入无水碳酸钾干燥，然后蒸馏，即得精制品。

注意：不能用金属钠干燥，否则有爆炸的危险。

附录二　乙醇浓度稀释表

浓乙醇 100mL 稀释时，所需加入水的毫升数（20℃）如下表：

原乙醇浓度%	拟稀释浓度（%）												
	30	35	40	45	50	55	60	65	70	75	80	85	90
35	167												
40	335	144											
45	505	290	127										
50	647	436	255	144									
55	845	583	384	229	103								
60	1017	730	514	344	207	95							
65	1189	878	644	460	311	190	88						
70	1360	1027	774	577	417	285	175	81					
75	1535	1177	906	694	523	382	264	163	76				
80	1709	1327	1039	812	630	480	353	246	153	72			
85	1884	1478	1172	932	738	578	443	329	231	144	68		
90	2061	1630	1306	1052	847	677	535	414	310	218	138	65	
95	2239	1785	1443	1174	957	779	629	501	391	295	209	133	64

［用法］

1. 将 95%（V/V）乙醇 1000mL 稀释成 75%（V/V）乙醇，查表得知需加水 295mL。

2. 将 75%（V/V）乙醇稀释成 40%乙醇，每 1000mL 浓乙醇中需加入水 906mL。

3. 现需用 75%乙醇 100mL，应取 95%乙醇若干毫升进行稀释？

需用浓度×需用量＝现有浓度溶液应取量

75%×100＝95%×现有浓度溶液应取量

$$应取 95\% 乙醇量 = \frac{0.75 \times 100}{0.95} = 78.94（mL）$$

即取 95%乙醇 78.94mL，加水稀释成 100mL 即得。

附录三　常用鉴定试剂的配制和应用

一、通用试剂

1. 重铬酸钾-硫酸（Potassium dichromate-Sulphuric acid）试剂：检查一般有机物。

［配制］5g 重铬酸钾溶于 100mL 40%硫酸中。

［应用］作层析显色剂用，以上试剂喷洒后，150℃加热至斑点出现为阳性反应

（不同化合物显不同的颜色）。

2. 碘（Iodine）试剂：检查一般有机物。

［配制］碘溶液Ⅰ：5%碘的氯仿溶液。

溶液Ⅱ：1%淀粉水溶液。

［应用］作层析显色剂用，将层析谱放入预先盛有碘结晶的密闭容器内，显棕色斑点为阳性反应。

也可将层析谱放在碘蒸气中5分钟，（或喷洒溶液Ⅰ），取出置空气中，待过量的碘挥发后，喷洒溶液Ⅱ，斑点转为蓝色为阳性反应。

3. 硫酸（Sulphuric acid）试剂：检查一般有机物。

［配制］5%硫酸乙醇溶液。

［应用］作层析显色剂用，以上述试剂喷洒后，置空气中干燥15分钟，再于100℃加热至斑点出现为阳性反应（化合物不同，颜色不同）。

4. 荧光素–溴（Fluorescein-Bromine）试剂：检查不饱和化合物。

［配制］溶液Ⅰ：0.1g荧光素溶于100mL乙醇中。

溶液Ⅱ：5g溴溶于100mL四氯化碳中。

［应用］作层析显色剂用，先喷洒溶液Ⅰ，然后放入盛有溶液Ⅱ的缸内，黄色斑点出现后取出，于紫外灯下观察，红色底板上显黄色荧光为阳性反应。

5. 硝酸银–氢氧化铵（Tollens-Zaffaroni）试剂：检查还原性物质。

［配制］溶液Ⅰ：0.1N硝酸银水溶液。

溶液Ⅱ：5 N氢氧化铵水溶液。

［应用］作层析显色剂用，临用前取溶液Ⅰ与Ⅱ以1:5混合喷洒，再于105℃加热5~10分钟，显深黑色斑点为阳性反应。

6. 磷钨酸（Scheibler）试剂：检查还原性物质。

［配制］20%磷钨酸乙醇溶液。

［应用］作层析显色剂用，以上述试剂喷洒后，120℃加热数分钟、显蓝色斑点为阳性反应。

7. 碱性高锰酸钾（Basic potassium permanganate）试剂：检查还原性物质。

［配制］溶液Ⅰ：1%高锰酸钾水溶液

溶液Ⅱ：5%碳酸钠水溶液。

［应用］用层析显色剂用，将溶液Ⅰ与Ⅱ等量混合喷洒，淡红背景上显黄色斑点为阳性反应。

8. 四唑蓝（Tetrazole blue）试剂：检查还原性物质。

［配制］溶液Ⅰ：0.5%四唑蓝甲醇溶液。

溶液Ⅱ：6N氢氧化钠水溶液。

［应用］作层析显色剂用，临用前浆溶液Ⅰ与Ⅱ等量混合后喷洒，微热或室温放置，显紫色斑点为阳性反应。

二、生物碱鉴定试剂

1. 碘化铋钾（Dragendorff）试剂：检查生物碱。

［配制］溶液Ⅰ：0.85g 次硝酸铋溶于 10mL 冰乙酸及 40mL 水中。

溶液Ⅱ：4g 碘化钾溶于 10mL 水中。

［应用］取 1mL 样品的稀酸水液，加入 1~2 滴溶液Ⅰ与溶液Ⅱ的等体积混合液，产生橘红色浑浊或沉淀为阳性反应。

作层析显色剂用，取溶液Ⅰ与溶液Ⅱ的等体积混合液 1mL 与 2mL 乙酸，10mL 水混合后喷洒，显橘红色斑点为阳性反应。

2. 碘化汞钾（Mayer）试剂：检查生物碱。

［配制］13.5g 氯化汞和 49.8g 碘化钾各溶于 20mL 水中，混合后，稀释至 1000mL（混合时以氯化汞溶液慢慢加入碘化钾溶液中）。

［应用］取 1mL 样品的稀酸水液，加入 1~2 滴上述试剂，产生类白色沉淀为阳性反应。

3. 硅钨酸（Bertrand）试剂：检查生物碱。

［配制］1g 硅钨酸溶于 20mL 水中，加 10%盐酸使成 pH 等于 2 左右。

［应用］取 1mL 样品的稀酸水液，加入 1~2 滴上述试剂，产生白色至褐色沉淀为阳性反应。

4. 碘-碘化钾（Wagner）试剂：检查生物碱。

［配制］1g 碘及 10g 碘化钾溶于 50mL 水中（先溶解碘化钾，后加入碘），加 2mL 乙酸，再用水稀释至 100mL。

［应用］取 1mL 样品的稀酸水溶液，加入 1~2 滴上述试剂，产生黄棕色沉淀为阳性反应。

5. 苦味酸（Hager）试剂：检查生物碱。

［配制］苦味酸的饱和水溶液。

［应用］取 1mL 样品的稀酸水溶液，加入 1~2 滴上述试剂，产生黄色沉淀为阳性反应。

6. 鞣质（Tannin）试剂：检查生物碱。

［配制］1g 鞣质溶于 1mL 乙醇中，加水至 10mL。

［应用］取 1mL 样品的稀酸水溶液，加入 1~2 滴上述试剂，产生棕色沉淀为阳性反应。

7. 雷氏铵盐（Ammonium reinechate）试剂：检查生物碱。

［配制］2%硫氰化铬银溶液（临用时配制）。

［应用］取 1mL 样品的弱酸性水溶液（pH 等于 5~6）加入 1~2 滴上述试剂，产生暗红色沉淀为阳性反应（此复盐沉淀多有一定的晶形且有固定的熔点或分解点等，故可用此试剂鉴定）。

8. 埃尔利希（Ehrlich）试剂：检查吡咯、吲哚类生物碱。

［配制］1g 对二甲氨基苯甲醛溶于 25mL 36%盐酸和 75mL 甲醇混合液中。

［应用］取 1mL 样品的稀酸水溶液，加入数滴上述试剂，加热后，显紫红或青紫色为阳性反应。

9. 磷钼酸（Sonnenschein）试剂：检查生物碱及甾体类化合物。

［配制］20g 磷钼酸钠溶于 200mL 热水中，再加浓硝酸使成 pH 等于 2 左右。

［应用］取 1mL 样品的稀酸水溶液，加入 1~2 滴上述试剂，产生白色至黄褐色沉淀为阳性反应。

作层析显色剂用，以 5%~10%磷钼酸乙醇溶液喷洒后，120℃加热 5 分钟，显蓝色斑点为阳性反应。

10. 硫酸铈-硫酸（Cerium sulphate-Sulphuric acid）试剂：检查生物碱及含碘化合物。

［配制］0.1g 硫酸铈混悬于 4mL 水中，加入 1g 三氯乙酸，加热至沸，逐滴加入浓硫酸至澄清。

［应用］作层析显色剂用，以上述试剂喷洒后，110℃加热数分钟，有斑点出现为阳性反应（不同的生物碱显不同的颜色）。

11. 甲醛-浓硫酸（Marquis）试剂：检查生物碱。

［配制］0.2mL 30%甲醛溶液与 10mL 浓硫酸混合（临用时配制）。

［应用］不同的生物碱与上述试剂产生不同颜色，如吗啡显紫红色，可待因显蓝色，那碎因显黄色等。

12. 钒酸钠-浓硫酸（Mandelin）试剂：检查生物碱。

［配制］1g 钒酸钠溶于 100mL 浓硫酸中。

［应用］不同的生物碱与上述试剂产生不同颜色，如莨菪碱显红色，马钱子碱显血红色，土的宁显蓝紫色，奎宁显淡橙色，吗啡显棕色等。

13. 埃德曼（Erdmann）试剂：检查生物碱。

［配制］于 100mL 水中加入 5~6 滴浓硝酸，取上述溶液 25 滴于烧杯中，加入 50mL 浓硫酸中即得。

［应用］不同的生物碱与上述试剂产生不同颜色，如小檗碱显橙绿色，乌头碱显黄色，罂粟碱显暗红色，蒂巴因显血红色等。

三、糖类鉴定试剂

1. α-萘酚-浓硫酸（Molish）试剂：检查还原糖。

［配制］溶液 I：10% α-萘酚乙醇液。

溶液 II：浓硫酸。

［应用］取 1mL 样品的稀乙醇溶液或水溶液，加入 2~3 滴溶液 I，混匀，沿试管壁缓缓加入 1mL 溶液 II，静置分层，二液面交界处显紫红色环为阳性反应。

2. 斐林（Fehling）试剂：检查还原糖。

［配制］溶液 I：69.3g 结晶硫酸铜溶于 1000mL 水中（不澄清应过滤）。

溶液Ⅱ：34.9g 酒石酸钾钠及 100g 氢氧化钠溶于 1000mL 水中（不澄清应过滤）。

[应用] 取 1mL 样品的 60℃水浸液，加入 4~5 滴溶液Ⅰ与Ⅱ的等体积混合液（临用时配制），沸水浴上加热数分钟，产生砖红色沉淀为阳性反应。

如检查多糖和苷，另取 1mL 样品的 60℃水浸液，加入 1mL 10%盐酸溶液，沸水浴上加热 0.5 小时，过滤，再用 10%氢氧化钠溶液调至中性作为样品溶液，取 1mL 用斐林试剂检查还原糖，产生砖红色沉淀为阳性反应。

3. 氨性硝酸银（Tollen）试剂：检查还原糖。

[配制] 溶液Ⅰ：10%硝酸银水溶液。

溶液Ⅱ：10%氢氧化钠水溶液。

临用时将溶液Ⅰ与Ⅱ等体积混合，滴加浓氨水至生成的白色氧化银沉淀刚溶解即可。

[应用] 取 1mL 样品的水溶液，加入 1mL 上述试剂，混匀后，40℃微热数分钟，管壁析出银镜或产生黑色沉淀为阳性反应。

作层析显色剂用，以上述试剂喷洒后，110℃加热数分钟，显棕黑色斑点为阳性反应。

4. 氯化三苯四氮唑（Triphenyltetrazonlium chloride，TTC）试剂：检查还原糖。

[配制] 溶液Ⅰ：4%TTC 甲醇溶液。

溶液Ⅱ：1N 氢氧化钠水溶液。

[应用] 作层析显色剂用，将溶液Ⅰ与Ⅱ等体积混合（临用时配制）。喷洒后，100℃加热 5~10 分钟，显红色斑点为阳性反应。

5. 间苯二胺（Metaphenylene diamine）试剂：检查还原糖。

[配制] 0.2M 间苯二胺的 70%乙醇溶液。

[应用] 作层析显色剂用，以上述试剂喷洒后，105℃加热 5 分钟，于紫外灯下观察，显黄色荧光为阳性反应。

6. 苯胺-邻苯二甲酸（Aniline-Phthalic acid）试剂：检查糖类化合物。

[配制] 0.93g 苯胺及 1.66g 邻苯二甲酸溶于 100mL 水饱和的正丁醇中。

[应用] 作层析显色剂用，以上述试剂喷洒后，105℃加热 5 分钟，显棕色或桃红色斑点为阳性反应（显棕色为己醛糖或-己酮糖酸；显桃红色为醛糖或 2-己酮糖酸）。

7. 格瑞-吉斯沃特（Gregg-Gisvold）试剂：检查 2,6-去氧糖。

[配制] 溶液Ⅰ：10%三氯化铁水溶液。

溶液Ⅱ：1%盐酸甲醇溶液（97.2mL 甲醇中含 2.8mL 浓盐酸）。

临用时将 5mL 溶液Ⅰ与 100mL 溶液Ⅱ混合。

[应用] 将样品的乙醇溶液点于滤纸片上，晾干后，喷洒上述混合试剂，110℃加热 5 分钟，显蓝色为阳性反应。

8. 凯勒-基利安尼（Keller-Killiani）试剂：检查 α-去氧糖（常用于强心苷的检查）。

[配制] 溶液Ⅰ：1mL 5%硫酸铁与99mL 冰乙酸混合。

溶液Ⅱ：1mL 5%硫酸铁与99mL 浓硫酸混合。

[应用] 取 1mg 样品，上层渐显蓝色，下层显红色或棕色为阳性反应（其色随苷元羟基和双键的位置和个数不同而异）。

9. 呫吨氢醇（Xanthydrol）试剂：检查 α-去氧糖（常用于强心苷的检查）。

[配制] 10mg 呫吨氢醇溶于100mL 冰乙酸中，再加入 1mL 浓硫酸混合。

[应用] 取 1mL 样品，加入 1mL 上述试剂，置水浴上加热 3 分钟，显红色为阳性反应。

四、醌类及蒽醌类衍生物鉴定试剂

1. 碱液（Bornträger）试剂：检查羟基蒽醌类衍生物。

[配制] 2%氢氧化钠或 2%碳酸钠乙醇溶液。

[应用] 取 1mL 样品的乙醇溶液，加入 1mL 上述试剂，显红色为阳性反应。

作层析显色剂用，以上述试剂喷洒后，显橙黄或红色斑点为阳性反应。

2. 乙酸镁（Magnesium acetate）试剂：检查羟基蒽醌类衍生物。

[配制] 1%乙酸镁甲醇乙醇溶液。

[应用] 取 1mL 样品的乙醇溶液，加入 2~3 滴上述试剂，显橙红或紫色为阳性反应（显橙红色为大黄素型蒽醌，显紫色为茜草型蒽醌）。

3. 钠硼氢-二甲基甲酰胺（Sodium borahydride-Dimethylmethylamine）试剂：检查蒽醌及其衍生物。

[配制] 20g 钠硼氢溶于100mL 二甲基甲酰胺中。

[应用] 作层析显色剂用，以上述试剂喷洒后，于紫外灯下观察，显强的黄色，绿色或蓝色荧光为阳性反应。

4. 对亚硝基二甲基苯胺（p-Nitrosodimethylaniline）试剂：检查蒽酮类衍生物。

[配制] 0.1%对亚硝基二甲基苯胺的吡啶溶液。

[应用] 取 1mL 样品的乙醇溶液，置水浴上蒸干，残渣用 1mL 吡啶溶解，再加数滴上述试剂，显紫色或绿色为阳性反应。

5. 菲格尔（Feigl）试剂：检查醌类及其衍生物。

[配制] 溶液Ⅰ：25%邻二硝基苯的苯溶液。

溶液Ⅱ：4%甲醛苯溶液。

溶液Ⅲ：5%邻二硝基苯的苯溶液。

[应用] 取 1 滴样品的苯溶液，加入上述三种试剂各 1 滴，混匀，置水浴上加热，于 1~4 分钟产生显著的紫色为阳性反应。

6. 活性次甲基（Active methene）试剂：检查醌类及其衍生物。

[配制] 1g 活性次甲基试剂（例如丙二酸酯、乙酰乙酸酯等）溶于 30mL 氨与乙醇的等体积混合液中。

[应用] 取 5mL 样品的乙醇溶液，加入 3mL 上述试剂，显蓝色，紫色或红色为阳性

反应。

7. 浓硫酸（Sulphuric acid）试剂：检查醌类及其衍生物。

［配制］浓硫酸。

［应用］取 1mL 样品的乙醇溶液，加入 1~2 滴上述试剂，不同的醌类化合物产生不同的颜色（如丹参醌 I 显蓝色，丹参醌 II 显绿色，隐丹参醌显棕色等）。

五、香豆素类鉴定试剂

1. 开环-闭环（Ring opening–Ring closing）试剂：检查内酯环。

［配制］溶液 I：1% 氢氧化钠水溶液。

溶液 II：2% 盐酸水溶液。

［应用］取 1mL 样品的乙醇溶液，加 2mL 溶液 I，置沸水浴上加热 3~4 分钟，溶液较未加热时澄清，再加溶液 II 酸化至 pH 等于 2，溶液又变为混浊为阳性反应。

2. 异羟肟酸铁（Ferric hydroxamate）试剂：检查内酯环。

［配制］溶液 I：1% 氢氧化钾甲醇溶液。

溶液 II：7% 盐酸羟胺甲醇溶液。

溶液 III：1% 三氯化铁甲醇溶液

［应用］取 1mL 样品的乙醇或甲醇溶液，加入 5 滴溶液 I 与 5 滴溶液 II，沸水浴上加热 3~4 分钟，冷却后，加稀盐酸调至 pH 等于 3~4，再加入 1~2 滴溶液 III，显橙红或紫色为阳性反应。

作层析显色剂用，以溶液 I 与 II 的等体积混合液喷洒后，晾干，再喷洒溶液 III，显橙红或紫色斑点为阳性反应。

3. 4-氨基安替匹林-铁氰化钾（Emerson）试剂：检查酚羟基对位无取代的化合物。

［配制］溶液 I：2% 4-氨基安替匹林乙醇溶液。

溶液 II：8% 铁氰化钾水溶液。

［应用］作层析显色剂用，先喷洒溶液 I，再喷洒溶液 II，然后用氨气熏，显橙红或深红色斑点为阳性反应。

4. 吉勃氏（Gibb's）试剂：检查酚羟基对位无取代的化合物。

［配制］溶液 I：0.5% 2,6-二溴（氯）苯醌氯亚胺的乙醇溶液。

溶液 II：1% 氢氧化钾乙醇溶液。

［应用］取 1mL 样品的乙醇溶液，加入溶液 II，调至 pH 等于 9~10，再加入 1~2 滴溶液 I，显深蓝色为阳性反应。

5. 重氮化（Fauly）试剂：检查酚羟基对位无取代的化合物。

［配制］溶液 I：0.35g 对硝基苯胺溶于 5mL 浓盐酸中，加水稀释至 50mL。

溶液 II：5g 亚硝酸钠溶于 70mL 水中。

溶液 III：3g 碳酸钠溶于 100mL。

［应用］取 1mL 样品的乙醇溶液，加入 1mL 溶液 III，沸水浴上加热 3 分钟，冷却后，加入 1~2 滴溶液 I 与 II 的混合液（临用时配制），显红色为阳性反应。

作层析显色剂用，将 10mL 溶液Ⅰ与 10mL 溶液Ⅱ混合，再加 20mL 1%碳酸钠水溶液（均临用时混合），喷洒后，显黄、红、紫等色斑点为阳性反应。

6. 三氯化铁（Ferric chloride）试剂：检查酚类化合物。

［配制］1%～5%三氯化铁水溶液或乙醇溶液。

［应用］取 1mL 样品的乙醇溶液，加入 1～2 滴上述试剂，显绿、蓝、棕色为阳性反应。

作层析显色剂用，以上述试剂喷洒后，显绿或蓝色斑点为阳性反应。

六、黄酮类鉴定试剂

1. 盐酸-镁粉（Hydrochloric acid-Magnesium powder）试剂：检查黄酮类化合物。

［配制］浓盐酸；镁粉。

［应用］取 1mL 样品的乙醇溶液，加入数毫克镁粉，再加入 2～3 滴浓盐酸，显红～紫色为阳性反应。

2. 盐酸-锌粉（Hydrochloric acid-Zinc powder）试剂：检查黄酮类化合物。

［配制］浓盐酸；锌粉。

［应用］取 1mL 样品的乙醇溶液，加入数毫克锌粉，再加入 2～3 滴浓盐酸，显红～紫色为阳性反应。

3. 三氯化铝（Aluminium chloride）试剂：检查具有邻二酚羟基或 3-羟基、4-酮基或 5-羟基、4-酮基的黄酮类化合物。

［配制］1%三氯化铝乙醇溶液或 5%三氯化铝水溶液。

［应用］将样品的乙醇溶液点于滤纸片上，晾干，喷洒上述试剂，如显黄色斑点，再于紫外灯下观察，黄色或黄绿色荧光明显加强为阳性反应。

4. 中性乙酸铝（Neutral lead acetate）试剂：检查具邻二酚羟基或 3-羟基、4-酮基或 5-羟基、4-酮基的黄酮类化合物。

［配制］1%中性乙酸铅水溶液。

［应用］取 1mL 样品的乙醇溶液，加入 1～2 滴上述试剂，产生黄色沉淀为阳性反应。

5. 碱式乙酸铅（Basic lead acetate）试剂：检查酚类化合物。

［配制］1%碱式乙酸铅水溶液。

［应用］取 1mL 样品的乙醇溶液，加入 1～2 滴上述试剂，产生黄色沉淀为阳性反应。

6. 锆-柠檬酸（Zirconium-Lemonic acid）试剂：检查具 3-羟基或 5-羟基的黄酮类化合物。

［配制］溶液Ⅰ：2%二氯氧锆甲醇或乙醇溶液。

溶液Ⅱ：2%柠檬酸甲醇或乙醇溶液。

［应用］取 1mL 样品的乙醇溶液，加入 3～4 滴溶液Ⅰ，显鲜黄色示有 3-羟基或 5-羟基，再加入 3~4 滴溶液Ⅱ，黄色不褪，示有 3-羟基；黄色褪去，加水稀释后变为无

色，示无 3~4 羟基，但有 5-羟基。

7. 氯化锶（Strontium chloide）试剂：检查具有邻二酚羟基的黄酮类化合物。

[配制] 溶液Ⅰ：0.01M 氯化锶甲醇或乙醇溶液。

溶液Ⅱ：氨蒸气饱和的甲醇或乙醇溶液。

[应用] 取 1mL 样品的乙醇或甲醇溶液，加入 3 滴溶液Ⅰ，再加入 3 滴溶液Ⅱ，产生绿~棕~黑色沉淀为阳性反应。

8. 乙酸镁（Magnesium acetate）试剂：检查黄酮类或二氢黄酮类化合物。

[配制] 1%乙酸镁甲醇或乙醇溶液。

[应用] 取 1mL 样品的甲醇或乙醇溶液，加入 2~3 滴上述试剂，于紫外灯下观察，显黄色（黄酮类）或天蓝色（二氢黄酮类）荧光为阳性反应。

七、萜类、挥发油、强心苷、甾体、皂苷鉴定试剂

1. 三氯化锑（Carr-Price）试剂：检查甾体、萜类、皂苷。

[配制] 25g 三氯化锑溶于 75mL 氯仿中（亦可用氯仿或四氯化碳的饱和溶液）。

[应用] 作层析显色剂用，以上述试剂喷洒后，100℃加热 5 分钟，于紫外灯下观察，显黄色或紫蓝色荧光为阳性反应（甾体化合物显黄色荧光，三萜化合物显紫蓝色荧光）。

2. 五氯化锑（Kahlenbery）试剂：检查甾体、萜类、皂苷。

[配制] 五氯化锑与氯仿（或四氯化碳）以 1∶4 混合（临用时配制）。

[应用] 作层析显色剂用，以上述试剂喷洒后，120℃加热至斑点出现，于紫外灯下观察，显黄色或紫蓝色荧光为阳性反应（甾体化合物显黄色荧光，三萜化合物显紫色荧光）。

3. 香兰素-硫酸（Vanillin-Sulphuric acid）试剂：检查高级醇类、酚类、甾体、萜类、芳香油。

[配制] 1g 香兰素溶于 100mL 浓硫酸中，或 0.5g 香兰素溶于 100mL 浓硫酸-乙醇（4∶1）中。

[应用] 作层析显色剂用，以上述试剂喷洒后，室温或 120℃加热观察，显红、蓝、紫等各种颜色斑点为阳性反应。

4. 4-二甲氨基苯甲醛-乙酸-磷酸（E. P.）试剂：检查薁类及前体。

[配制] 0.25g 4-二甲氨基苯甲醛溶于 50mL 乙酸，5g 85%磷酸和 20mL 水的混合液中（棕色瓶中可保存数月）。

[应用] 作层析显色剂用，取上述试剂喷洒后，室温或 80℃加热 10 分钟，出现蓝紫色斑点为阳性反应（薁类室温显色，薁前体 80℃显色）。

5. 氯胺 T-三氯乙酸（Chloramine T-Trichloroacetic）试剂：检查强心苷。

[配制] 溶液Ⅰ：3%氯胺 T 水溶液（临用时配制）。

溶液Ⅱ：25%三氯乙酸乙醇溶液。

[应用] 作层析显色剂用，临用前将溶液Ⅰ与Ⅱ以 1∶4 混合，喷洒后，100℃加热

7 分钟，于紫外灯下观察，显蓝色或黄色荧光为阳性反应。

6. 亚硝酰铁氰化钠（Legal）试剂：检查不饱和内酯，甲基酮或活性亚甲基（常用于强心苷元的检查）。

［配制］溶液Ⅰ：0.5%亚硝酰氰化钠乙醇溶液。

溶液Ⅱ：10%氢氧化钠水溶液。

［应用］取 1mL 样品的甲醇溶液，置水浴上蒸去溶剂，冷后加 1mL 吡啶溶解残渣，加入 4~5 滴溶液Ⅰ和 1~2 滴溶液Ⅱ，溶液显红色逐渐消失为阳性反应。

作层析显色剂用，将 1g 亚硝酰铁氰化钠溶于 100mL 12N 氢氧化钠-乙醇（1∶1）的溶液中，取此试剂喷洒后，显红色或紫色斑点为阳性反应。

7. 3,5-二硝基苯甲酸（Kedde）试剂：检查强心苷的 α,β-不饱和内酯环。

［配制］1g 3,5-二硝基苯甲酸溶于 50mL 甲醇与 50mL 2N 氢氧化钠水溶液的混合液中（临用时配制）。

［应用］取 1mL 样品的甲醇溶液，加入 3~4 滴上述试剂，显紫红色为阳性反应。

作层析显色剂用，以上述试剂喷洒后，显紫红色斑点为阳性反应。

8. 碱性苦味酸（Baijet）试剂：检查强心苷。

［配制］9mL 1g 苦味酸乙醇溶液与 1mL10%氢氧化钠水溶液混合（临用时配制）。

［应用］取 1mL 样品的乙醇溶液，加入 1 滴上述试剂，放置 15 分钟左右，显橙红或红色为阳性反应。

9. 磷酸-溴（Phosphatic acid-Bromine）试剂：检查强心苷。

［配制］溶液Ⅰ：10%磷酸乙醇溶液。

溶液Ⅱ：溴化钾饱和水溶液-溴酸钾饱和水溶液-25%盐酸水溶液（1∶1∶1）。

［应用］作层析显色剂用，取溶液Ⅰ喷洒后，125℃加热 12 分钟（薄层太湿时，加热时间可适当延长），紫外灯观察，再将薄层烤热，趁热喷洒溶液Ⅱ，不同的强心苷显出不同的颜色斑点。

10. 二苯三硝基苯肼（1,1-Diphenyl-2-trinitrophenylhydrazine）试剂：检查挥发油。

［配制］0.06g 二苯三硝基苯肼溶于 100mL 氯仿中。

［应用］作层析显色剂用，以上述试剂喷洒后，110℃加热 5~10 分钟，紫色背景上显黄色斑点为阳性反应。

11. 乙酸酐-浓硫酸（Liebemann-Burchard）试剂：检查甾体、甾体皂苷、三萜类及强心苷。

［配制］溶液Ⅰ：乙酸酐。

溶液Ⅱ：浓硫酸。

［应用］取 0.1~0.2mg 样品，置于白瓷反应板上，加入 0.3mL 溶液Ⅰ，溶解成被试液，在被试液的边缘加入 1~2 滴溶液Ⅱ（用滴管滴加），先在两交界面出现红色，渐渐变成紫~蓝~绿色，最后褪色为阳性反应。

八、氨基酸、蛋白质鉴定试剂

1. 茚三酮（Ninhydrin）试剂：检查 2-氨基酸及含有 2-氨基酸的肽类，氨基糖和蛋白质。

［配制］0.2g 茚三酮溶于 100m 乙醇或丙酮中。

［应用］取 1mL 样品的冷水浸液，加入 2～3 滴上述试剂，沸水浴上加热 5 分钟，放冷，显蓝色或蓝紫色为阳性反应。

2. 吲哚醌（Isatin）试剂：检查氨基酸、多肽。

［配制］100mL 1%吲哚醌为酮溶液与 100mL 冰乙酸混合。

［应用］作层析显色剂用，以上述试剂喷洒后，100～110℃加热 10 分钟，显蓝、红、桃红或棕色斑点为阳性反应。

3. 1,2-萘醌-4-磺酸钠（Folin）试剂：检查氨基酸。

［配制］0.02g 1,2-萘醌-4-磺酸钠溶于 100mL 15%碳酸钠水溶液中（临用时配制）。

［应用］作层析显色剂用，以上述试剂喷洒后，室温晾干，不同的氨基酸出现不同的颜色。

4. 米隆（Millon）试剂：检查蛋白及酚类。

［配制］10g 汞于 20mL 浓硝酸中加热溶解后，加入 2 倍量的水稀释。

［应用］取 1mL 样品的冷水浸液，加入 6～7 滴上述试剂，煮沸后，产生红色或黄色沉淀为阳性反应。

5. 双缩脲（Biuret）试剂：检查多肽、蛋白质。

［配制］溶液Ⅰ：10%氢氧化钠水溶液。

　　　　溶液Ⅱ：1%硫酸铜水溶液。

［应用］取 1mL 样品的冷水浸液，加入 2mL 溶液Ⅰ与Ⅱ的等体积混合液（临用时配制），摇匀后显紫红色为阳性反应。

6. 鞣质（Tannin）试剂：检查蛋白质。

［配制］10%鞣质水溶液。

［应用］取 1mL 样品的冷水浸液，加入 2～3 滴上述试剂，产生黄白色沉淀为阳性反应。

九、酚类、鞣质鉴定试剂

1. 三氯化铁（Ferrie chloride）试剂：检查酚类、鞣质。

［配制］1%～5%三氯化铁的水溶液或乙醇溶液。

［应用］取 1mL 样品的 60℃水浸液，加入 1～2 滴上述试剂，产生绿色、绿黑色、蓝黑色反应或沉淀为阳性反应。

2. 香兰素-硫酸（Vanillin-Sulphuric acid）试剂：检查酚类。

参照（七）萜类等鉴定试剂 3。

3. 吉勃氏（Gibbs）试剂：检查酚羟基对位无取代的化合物。

参照（五）香豆素类鉴定试剂 4。

4. 米隆（Millon）试剂：检查酚类及蛋白质。

参照（八）氨基酸、蛋白质鉴定试剂 4。

5. 铁氰化钾-三氯化铁（Potassium ferricyanide-Ferric chloride）试剂：检查酚类。

［配制］溶液 I：1%铁氰化钾水溶液。

溶液 II：2%三氯化铁水溶液。

［应用］作层析显色剂用，将溶液 I 与 II 等体积混合（临用时配制）后喷洒，显蓝紫色斑点为阳性反应（再喷 2N 盐酸可使颜色加深）。

6. 4-氨基安替匹林-铁氰化钾（Emerson）试剂：检查酚羟基对位无取代的化合物。

参照（五）香豆素类鉴定试剂 3。

7. 对氨基苯磺酸重氮盐（Pauly）试剂：检查酚羟基对位无取代的化合物。

［配制］溶液 I：4.5g 对氨基苯碘酸加热使溶于 45mL 12N 盐酸中，用水稀释至 500mL。

溶液 II：4.5%亚硝酸钠水溶液。

溶液 III：1%碳酸钠水溶液。

［应用］取 1mL 样品的乙醇溶液，加入 1mL 溶液 I 与 II 的等体积混合液（临用时配制），静置 1~2 分钟后，加入溶液 III 调至 pH 等于 9~10，溶液显橙黄色为阳性与反应。

8. 氯化钠-明胶（Sodium chloride-Gelatin）试剂：检查鞣质。

［配制］1g 明胶溶于 50mL 水中（60℃水浴中加热），加入 10g 氯化钠，合完全溶解，再用水稀释至 100mL。

［应用］取 1mL 样品的 60℃水浸液，加入 1~2 滴上述试剂，产生白色混浊或沉淀为阳性反应。

9. 对甲苯磺酸（P-Toluenesulfonic acid）试剂：检查鞣质、甾体、黄酮。

［配制］20%对甲磺酸氯仿溶液。

［应用］作层析显色剂用，以上述试剂喷洒后，100℃加热 5 分钟显出不同颜色斑点。

十、有机酸鉴定试剂

1. 酸碱指示剂（Acid-Baseindicator）：检查有机酸。

［配制］1g 溴酚蓝溶于 100mL 乙醇液中。

［应用］点样品的乙醇溶液于滤纸片上，晾干后，喷洒上述试剂，在蓝色背景上产生黄点斑点。如不明显，可再喷氨水，然后暴露在盐酸气体中，背景逐渐由蓝变成黄色，而斑点由黄变成蓝色为阳性反应。

2. 吖啶（Acridine）试剂：检查有机酸。

［配制］0.005%吖啶乙醇溶液。

［应用］作层析显色剂用，以上述试剂喷洒后，于紫外灯下观察，显黄色荧光为阳

性反应。

3. 芳香胺-还原糖（Aromatic aminr-Reducingsuger）试剂：检查有机酸。

［配制］5g 芳香胺（如苯胺）和 5g 还原糖（如木糖）溶于 100mL 150%乙醇中。

［应用］作层析显色剂用，以上述试剂喷洒后，125～130℃加热 5～10 分钟，显棕色斑点为阳性反应。

4. 过氧化氢（Hydrogen peroxide）试剂：检查芳香酸。

［配制］0.3%过氧化氢水溶液。

［应用］作层析显色剂用，以上述剂喷洒后，于紫外灯下观察，显强蓝色荧光为阳性反应。

5. 2,6-二氯苯酚-靛酚钠盐（2,6-Dichlorphenol-Sodiumindophenolate）试剂：检查有机酸和酮酸。

［配制］0.1% 2,6-二氯苯酚-靛酚钠盐的乙醇溶液。

［应用］作层析显色剂用，以上述试剂喷洒后，稍加热，蓝色背景上显红色斑点为阳性反应。

6. 溴甲酚绿-溴酚蓝-高锰酸钾（Bromocresolgreen-Bromophenolblue-Potassium permanganate）试剂：检查有机酸。

［配制］溶液 I：0.075%溴甲酚绿和 0.025g 溴酚蓝溶于 100mL 无水乙醇中。

溶液 II：0.25g 高锰酸钾和 0.5g 碳酸钠溶于 100mL 水中。

［应用］作层析显色剂用，临用时将溶液 I 与 II 以 9∶1 混合后，立即喷洒（本试剂仅能保持 5～10 分钟），显紫、紫红等不同颜色斑点为阳性反应。

附录四　缓冲液的配制

1. 枸橼酸-枸橼酸钠缓冲液

pH	0.1mol/L 枸橼酸（mL）	0.1mol/L 枸橼酸钠（mL）	pH	0.1mol/L 枸橼酸（mL）	0.1mol/L 枸橼酸钠（mL）
3.0	18.6	1.4	5.0	8.2	11.8
3.2	17.2	2.8	5.2	7.3	12.7
3.4	16.0	4.0	5.4	6.4	13.6
3.6	14.9	5.1	5.6	5.5	14.5
3.8	14.0	6.0	5.8	4.7	15.3
4.0	13.1	6.9	6.0	3.8	16.2
4.2	12.3	7.7	6.2	2.8	17.2
4.4	11.4	8.6	6.4	2.0	18.0
4.6	10.3	9.7	6.6	2.4	18.6
4.8	9.2	10.8			

枸橼酸·H_2O：分子量=210.14，0.1mol/L 溶液含 21.0g/L

枸橼酸钠·H_2O：分子量=294.12，0.1mol/L 溶液含 29.4g/L

2. 乙酸-乙酸钠缓冲液

pH	0.2mol/L NaAc (mL)	0.2mol/L HAc (mL)	pH	0.2mol/L NaAc (mL)	0.2mol/L HAc (mL)
3.6	0.75	9.25	4.8	5.90	4.10
3.8	1.20	8.80	5.0	7.00	3.00
4.0	1.80	8.20	5.2	7.90	2.10
4.2	2.65	7.35	5.4	8.60	1.40
4.4	3.70	6.30	5.6	9.10	0.90
4.6	4.90	5.10	5.8	9.40	0.60

$NaAc \cdot 3H_2O$：分子量 = 136.09，0.2mol/L 溶液含 27.22g/L。

3. Na_2HPO_4–NaH_2PO_4缓冲液

pH	0.2mol/L Na_2HPO_4 (mL)	0.2mol/L NaH_2PO_4 (mL)	pH	0.2mol/L Na_2HPO_4 (mL)	0.2mol/L NaH_2PO_4 (mL)
5.8	8.0	92.0	7.0	61.0	39.0
6.0	12.3	87.7	7.2	72.0	28.0
6.2	18.5	81.5	7.4	81.0	19.0
6.4	26.5	73.5	7.6	87.0	13.0
6.6	37.5	62.5	7.8	91.5	8.5
6.8	49.0	51.0	8.0	94.7	5.3

$Na_2HPO_4 \cdot 2H_2O$：分子量 = 178.05，0.2mol/L 溶液含 35.61g/L

$Na_2HPO_4 \cdot 12H_2O$：分子量 = 358.22，0.2mol/L 溶液含 71.64g/L

$NaH_2PO_4 \cdot H_2O$ 分子量 = 138.0，0.2mol/L 溶液含 27.6g/L

$NaH_2PO_4 \cdot 2H_2O$ 分子量 = 156.03，0.2mol/L 溶液含 31.21g/L

附录五　常用干燥剂的选择和使用

所谓干燥剂，即除去附着在固体，气体或混在液体内的少量水分，也包括除去少量的溶剂。在选择干燥剂时，应注意下列各点：①不与被干燥的有机物发生任何反应；②不溶于该有机物中；③对该有机物无催化作用；④要干燥速度快，吸水量大，价格低廉。

现将常用干燥剂的应用介绍如下：

1. 无水氯化钙 $CaCl_2$

吸水量大，在30℃以下能形成带六分子结晶水的氯化钙（$CaCl_2 \cdot 6H_2O$），但作用不快，平衡速度慢，故用无水氯化钙干燥液体需放置一段时间，并间歇振摇。工业制得的无水氯化钙常带有一些氢氧化钙与碱式氯化钙，此外，氯化钙能水解成氢氧化钙和碱式氯化钙，因此，不能作为酸性液体和酸性化合物的干燥剂。其因能与酸类、醇类、胺类、氨基酸、酰胺、酮、醛、酯形成分子化合物，例如，氯化钙与乙醇生成 $CaCl_2 \cdot 4C_2H_5OH$，与甲胺生成 $CaCl_2 \cdot 2CH_3NH_2$，与丙酮生成 $CaCl_2 \cdot 2(CH_3)_2CO$ 及 $CaCl_2 \cdot (CH_3)_2CO$ 等分子化合物。所以，氯化钙也不能作为酸类、醇类、胺类、氨基酸、酰胺、酮、醛、酯的干燥剂。

2. 无水硫酸镁 $MgSO_4$

吸水量大，作用快能形成 $MgSO_4 \cdot 7H_2O$，是中性干燥剂，能干燥酯、醛、腈、酰胺等。

3. 无水硫酸钠 Na_2SO_4

吸水量大，但作用较慢，干燥程度不高，效力差，但作为中性干燥剂，应用范围较广。当有机物夹杂有大量水分时，常先用本品作初次干燥，大量水被除去后，再用效力高的干燥剂作第二次干燥，硫酸钠久置后能吸收水分，使用前最好先在蒸发皿中小心加热，以除去水分。硫酸钠吸水能形成 $Na_2SO_4 \cdot 10H_2O$。

4. 无水硫酸钙 $CaSO_4$

作用快，效力高，但吸水量小，吸水量为其重量的 6.6%（$2CaSO_4+H_2O \longrightarrow 2CaSO_4 \cdot H_2O$），一般用于第二次干燥，它应用于甲醇、乙醇、丙酮、乙醚、甲酸、乙酸等溶剂的干燥，若干燥剂沸点低于 $100℃$，事先不必滤除，可放在一起蒸馏，因其蒸气压很小。

5. 无水碳酸钾 K_2CO_3

中等干燥效力和吸水能力，属于碱性干燥剂，适用于醇类、酯类及碱性化合物（如生物碱）等，不能用于酸、酚类有机物的干燥。

6. 固体氢氧化钾 KOH 或氢氧化钠 NaOH

强碱，只能用于胺类，不能用作酸、酚、酯、酰胺类化合物的干燥。氢氧化钾吸水能力较氢氧化钠大 60~80 倍。

7. 五氧化二磷 P_2O_5

效力最高，作用最快，仅作第二次干燥，水分多可形成糖浆状。一般用于烷烃、卤烷、芳烃卤化物、醚、腈，不适用于醇类、有机酸、有机碱、酮类的干燥。

8. 浓硫酸 H_2SO_4

用于除溴、烷烃和卤烷，可先用分液漏斗振摇，然后分离之。

9. 金属钠（Na）

用作惰性有机溶剂的最后干燥用，如苯、汽油、乙醚、大量的水必须先用无水氯化钙，无水硫酸镁干燥除去。不适用于醇、酯、有机卤化物、酮、醛类的干燥。

干燥剂的一般应用可归纳列表如下：

有机物	干燥剂
醇类	无水碳酸钾，无水碳酸镁，无水硫酸钙，生石灰
卤烃，芳烃卤代物	无水氯化钙，无水硫酸钠，无水硫酸镁 无水碳酸钙，五氧化二磷
醚类，烷烃，芳香烃	无水氯化钙，无水硫酸钙，金属钠，五氧化二磷
醛	无水硫酸钠，无水硫酸镁，无水硫酸钙
酮	无水硫酸钠，无水硫酸镁，无水硫酸钙，无水碳酸钾
有机碱	固体氢氧化钠，固体氢氧化钾，生石灰
有机酸	无水硫酸钠，无水硫酸镁，无水硫酸钙

附录六　恒沸点混合物

组成	重量%	bp（℃）	组成	重量%	bp（℃）
水	95.6	78.15	乙醇	32.4	68.2
乙醇	4.4		苯	67.6	
水	79.76	110	乙酸乙酯	93.9	70.4
氯化氢	20.24		水	6.1	
水	32.0	120.5	水	7.4	64.9
硝酸	68.0		苯	18.5	
			乙醇	74.1	
乙醇	15.8	65.1	水	3.1	64.7
四氯化碳	84.2		乙醇	11.9	
			四氯化碳	85.0	

附录七　常用酸碱的浓度

酸碱名称	比重	浓度%（w／w）	当量浓度（N）
冰乙酸	1.05	99	17
浓盐酸	1.19	38	12
浓硫酸	1.84	98	36
浓硝酸	1.42	68	15
磷酸	1.70	85	15
浓氨水	0.88	28（NH_3）	15

附录八　常见薄层层析板的规格

名称	规格（cm）	包装（片/盒）	名称	规格（cm）	包装（片/盒）
层析 聚酰 胺板	3×12	100	层析 硅胶 G 板		
	4×4	100		5×15	10
	7×7	100		5×20	10
	7×14	50		10×20	10
	5×15	50		10×15	10
	10×20	50			
层析 氧化 铝板	5×10	10	层析 硅胶 GF₂₅₄板	5×15	10
	5×15	10		5×20	10
	5×20	10		10×20	10
				10×15	10

使用方法：硅胶板、氧化铝板是以特种玻璃为支持物，出厂时已初步活化，使用时需重新活化，一般经 100~120℃烘 30~60 分钟。

根据被分离的物质不同，应取不同活性级别的层析板，以达到最佳分离效果。所需的活性级别可调节其活化温度和时间而取得。

聚酰胺涂膜以涤纶为支持物，系单面膜，层析时可卷成圆桶形，膜在内层，涤纶在外层，可做单相层析，也可做双相层析。做双相层析时，做完第一相，需待完全干燥后，再做第二相，否则会影响第二相的效分离效果。

聚酰胺膜出厂时已初步活化，使用时，可将膜在恒温干燥箱内 40~60℃干燥 4 小时，取出置于干燥器内冷却后，进行层析，则效果更佳。

聚酰胺膜可多次使用，层析后用丙酮-浓氨水（25%~28%）（9∶1，V/V）或丙酮-甲酸（9∶1，V/V）浸泡 6 小时，即可再使用。

产品拆开时应注意防潮，最好储藏于干燥器中。

附录九　国产层析滤纸的性能与规格

型号	标重（g/m²）	厚度（mm）	吸水性（30分钟内水上升毫米）	灰粉	性能	国外相应产品
1	90	0.17	120~150	0.08	快速	
2	90	0.16	91~120	0.08	中速	WhatmanNo. 1
3	90	0.15	60~90	0.08	慢速	
4	180	0.34	121~151	0.08	快速	
5	180	0.32	91~120	0.08	中速	Whatman3MM
6	180	0.30	60~90	0.08	慢速	

附录十　国产离子交换树脂的型号和技术指标

型号	类型	系统	交换容量 （毫克当量/克）	粒度	含水量 （%）	出厂型式	有效 贮期
331 （701）	弱碱性阴离子	环氧	≥9	10~50目	56~58	游离 胺型	1年
D311 （703）	大孔隙碱性阴离子 弱碱性阴离子	丙烯酸	≥6.5	0.3~1.2mm	52~62	游离 胺型	2年
303×2 （704）	大孔隙弱碱性阴离子	苯乙烯	≥5	16~50目	45~55	氯型	1年
D313 （705）	大孔隙弱碱性阴离子 大孔隙弱碱性阴离子	丙烯酸	≥4.5	16~50目	42~52	游离 胺型	1年
D301A （710A）	强碱性阴离子	苯乙烯	≥3.5	0.3~1.2mm	40~50	游离 胺型	1年
D301B （710B）	大孔隙弱碱性阴离子 强碱性阴离子	苯乙烯	≥4.0	0.3~1.2mm	40~50	游离 胺型	1年
201×4 （711）	强碱性阴离子	苯乙烯 季铵Ⅰ型	≥3.6	0.3~1.2mm	55~65	氯型	1年
D202 （763）	弱酸性阳离子	苯乙烯 季铵Ⅱ型	≥3.3	0.3~1.2mm	50~60	氯型	1年
201×7 （717）	强酸性阳离子	苯乙烯 季铵Ⅰ型	≥3.0	0.3~1.2mm	40~50	游离 胺型	1年
201×2 （714）	强酸性阳离子	苯乙烯	≥3.6	0.3~1.2mm	—	游离 胺型	1年
112×1 （724）	强酸性阳离子	丙烯酸	≥9	20~50目	≤60	氢型	1年
001×4 （734）	强酸性阳离子	苯乙烯	≥4.5	0.3~1.2mm	55~65	钠型	1年
001×2 （735）	强酸性阳离子 强酸性阳离子	苯乙烯	≥4.5	0.3~1.2mm	75~85	钠型	1年
001×7 （732）		苯磺酸	≥4.2	0.3~1.2mm	45~55	钠型	1年
730		苯乙烯	≥4.3	≥1mm	45~55	钠型	1年
742		苯乙烯	≥4.0	0.3~1.2mm	46~60	钠型	1年
743		苯乙烯	≥4.3	0.3~1.2mm	48~58	钠型	1年

附录十一 国产葡聚糖凝胶的规格及技术数据

型 号	干颗粒直径（μm）	分离范围（分子量）		床体积（mL/g）	吸水量（mL/g）	浸泡时间（小时）	
		肽及球蛋白	多糖			室温	沸水浴
G-10	40~120	~700	~700	2~3	1.0±0.1	3	1
G-15	40~120	~1500	~1500	2.5~3.5	1.5±0.2	3	1
G-25							
粗级	100~300（50~100目）						
中级	50~150（100~200目）	1000~5000	100~5000	4~6	2.5±0.2	6	2
细级	20~80（200~400目）						
超细	10~40						
G-50							
粗级	100~300						
中级	50~150	15000~30000	500~10000	9~11	5.0±0.3	6	2
细级	20~80						
超细	10~40						
G-75	40~120	3000~70000	1000~50000	12~15	7.5±0.5	24	3
超细	10~40						
G-100	40~120	4000~1500000	1000~100000	15~20	10±1.0	48	5
超细	10~40						
G-150	40~120	5000~400000	1000~150000	20~30	15±1.5	72	5
超细	10~40						
G-200	40~120	5000~800000	1000~200000	30~40	20±2.5	72	5
超细	10~40						